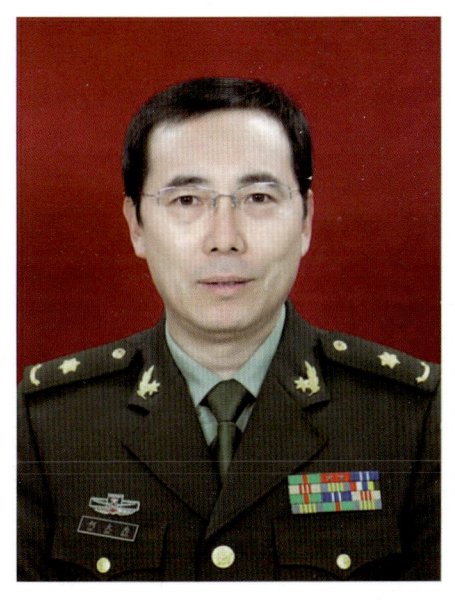

何大为,医学博士,第二军医大学附属长海医院骨科副主任医师、副教授、副主任。先后在第四军医大学、第二军医大学学习、工作、受训,曾公派赴美国、德国、意大利等国家进修学习。从事骨科疾患的诊治和研究工作22年,擅长脊柱及骨肿瘤疾病的手术治疗,年均门诊5 000人次,完成颈椎病、腰椎间盘突出症、腰椎滑脱症、脊柱肿瘤等手术300余例,在手术治疗方面具有独到见解,多次参加重大疾病抢救会诊工作。现为上海市中西医结合学会脊柱专业委员会常委兼秘书,中国医药教育协会骨科专业委员会分会常委,上海市医学会骨肿瘤学会委员,上海市肉瘤学会委员,国家自然科学基金网上评议专家,《中国外科年鉴》专业编辑,《脊柱外科杂志》审稿人,《脊柱畸形与微创杂志》编委。作为第一负责人获得国家自然科学基金2项,上海市科委基金2项,上海市卫生局基金1项,教育部教学基金1项,医院科研基金1项,总计约300余万元。获得军队医疗成果一等奖、二等奖、三等奖各1项,获得中华骨科中青年优秀论文比赛二等奖1项,获得专利2项。在学术核心期刊发表论文40余篇,SCI文章10篇,主编专著《腰椎间盘突出症》,参编《脊柱畸形精要》等8部专著,编写《战场救治》《野战外科学》等教材近65万字。获2005年、2013年第二军医大学优秀党员、2004年校教学先进个人、2000～2002年院嘉奖,2013年被评为上海市中西医结合学会中青年贡献奖,2014年医院院安全工作先进个人奖。

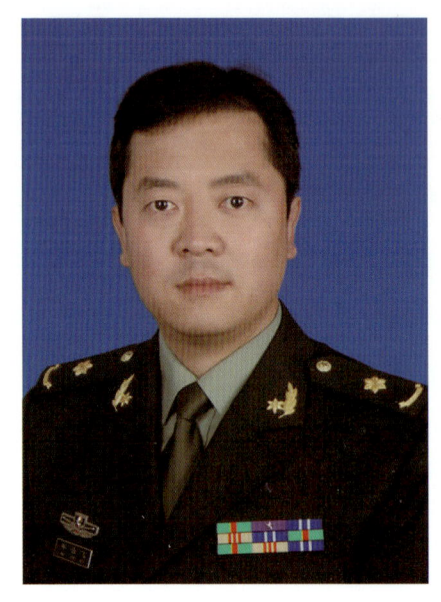

牛云飞，医学博士，副教授，硕士生导师，长期致力于战创伤基础与临床工作，主攻脊柱脊髓损伤、脊柱退变性疾病、骨盆周围损伤、儿童骨折、腕肘关节及足踝创伤，对四肢复杂骨折及难治性骨不连也有深入钻研。先后在国内外杂志发表论文50余篇，其中SCI文章20篇，作为项目负责人承担国家自然科学基金项目1项，军事医学重点项目1项，申请专利6项，主编《海战创伤外科学》《颈椎问与答》《截瘫》等专著6部。为长海医院十佳优秀青年医师，十佳为部队服务先进个人，入选第二军医大学"5511"青年后备人才库、上海市高校中青年教师培养计划、上海市科协晨光计划，以第一完成人获军队医疗成果三等奖1项，以第二完成人获军队医疗成果二等奖1项，参与完成人获军队科技进步一等奖1项，上海市科技进步奖一等奖2项，中华医学科技奖一等奖1项。为国际矫形与创伤外科学会中国部创伤学会委员，中国残疾人康复协会脊髓损伤康复专业委员会和国际脊髓学会中国脊髓损伤分会青年委员，上海市中西医结合学会创伤医学委员会和骨伤科委员会生物材料学组青年委员，中国生物医学工程学会组织工程与再生医学分会会员，国家自然科学基金评审专家，《实用骨科杂志》编委，《中国组织工程研究杂志》审稿专家。

脊柱影像测量学

主　编　何大为　牛云飞

上海科学普及出版社

图书在版编目(CIP)数据

脊柱影像测量学/何大为,牛云飞主编. —上海:上海科学普及出版社,2016.1
ISBN 978-7-5427-6572-7

Ⅰ. ①脊… Ⅱ. ①何…②牛… Ⅲ. ①脊椎病-影像诊断 Ⅳ. ①R681.504

中国版本图书馆 CIP 数据核字(2015)第 270805 号

责任编辑　王佩英

脊柱影像测量学

何大为　牛云飞　主编
上海科学普及出版社出版发行
(上海中山北路 832 号　邮政编码 200070)
http://www.pspsh.com

各地新华书店经销　上海叶大印务发展有限公司印刷
开本 787×1092　1/16　印张 9.25　插页 1　字数 208 000
2016 年 1 月第 1 版　2016 年 1 月第 1 次印刷

ISBN 978-7-5427-6572-7　定价:33.00 元

上海科技发展基金会(www.sstdf.org)的宗旨是促进科学技术的繁荣和发展,促进科学技术的普及和推广,促进科技人才的成长和提高,为推动科技进步,提高广大人民群众的科学文化水平作贡献。本书受"上海科技发展基金会"资助出版。

"上海市科协资助青年科技人才出版科技著作晨光计划"出版说明

"上海市科协资助青年科技人才出版科技著作晨光计划"(以下简称"晨光计划")由上海市科协、上海科技发展基金会联合主办,上海科学普及出版社有限责任公司协办。"晨光计划"旨在支持和鼓励上海青年科技人才著书立说,加快科学技术研究和传播,促进青年科技人才成长,切实推动建设具有全球影响力的科技创新中心。"晨光计划"专门资助上海青年科技人才出版自然科学领域的优秀首部原创性学术或科普著作,原则上每年资助 10 人,每人资助一种著作 1 500 册的出版费用(每人资助额不超过 10 万元)。申请人经市科协所属学会、协会、研究会,区县科协,园区科协等基层科协,高等院校、科研院所、企业等有关单位推荐,或经本人所在单位同意后直接向上海市科协提出资助申请,申请资料可在上海市科协网站(www.sast.gov.cn)"通知通告"栏下载。

编委会

主　　编　何大为　牛云飞

副 主 编　弓　静　郝　斌

主　　审　李　明

编　　委　杨兴华　付　贝　郝　斌　牛云飞　何大为
　　　　　　李　明　茹江英　丛　宇　郭列平　苏佳灿
　　　　　　徐大波　沈洪兴　石志才　弓　静　霍宁宁
　　　　　　张秋林　付　强　朱晓东　白玉树　汪运林
　　　　　　栗景峰　毛宁方　杨长伟　侯铁胜　任　鹏
　　　　　　张东华　王传峰　曹烈虎　纪　方　姜　伟
　　　　　　夏百仪　黄　帅　王文涛　刘　军　倪海键
　　　　　　崔　睿

主编助理　魏　强

前　　言

20世纪80年代以来，我国脊柱外科技术的发展非常迅速，现已成为矫形外科领域新理论、新技术、新方法出现最多、技术革新最快的专业之一。这30多年也是新的医学影像技术层出不穷的时期。可以说影像技术的进步对脊柱外科的发展起了极大的推动作用。近年来国内脊柱外科有关疾病诊断、生物力学、新型脊柱内固定器械、手术学等跟踪国际水平的专著已经越来越多，但有关脊柱疾病影像的基础类专著，尤其是关于影像学测量的专著，十分缺乏，与国外工具书相比差距较大。许多临床医师反映脊柱外科诊断和手术两大难题中，脊柱疾病的正确诊断由于影像技术的进步已不存在很大问题，但脊柱疾病评价的量化标准由于没有完全统一，目前仍存在很大问题。对于基层医院及准备开展脊柱矫形外科的医院来说，脊柱疾病的量化评价在术前评估及术后疗效评价方面的作用更为重要。因此，将各种测量系统加以分析整理、编撰成册，对指导临床诊断、提高疗效将产生重要作用。这正是笔者近年来广泛搜集国内外脊柱脊髓疾病基础和临床最新研究成果、最新诊治技术等资料，决心完成编写本书工作的基本目的和出发点。

影像学检查是脊柱疾病最常用的检查方法，人体脊柱在影像学上有科学的生理角度和数据，疾病发生时，这些角度和数据也会发生改变，脊柱的影像学测量是脊柱疾病诊断和治疗效果评估必不可少的手段。本书从脊柱摄像要求及方法、正常脊柱影像及变异、脊柱常用测量方法及正常值等方面介绍了脊柱影像学检查及测量的基本知识，并从病理角度对不同种类脊柱疾病的影像学测量方法及评价标准进行了详细的介绍。这是国内首次以专著形式全面介绍脊柱影像学测量方法及临床应用的尝试，将对国内大量脊柱外科医生扩大视野、增加知识、提高水平起到重要的推动作用。希望通过本书使更多的脊柱外科医生受益，同时也造福于社会和广大患者。这也是编写本书的目的和初衷。

何大为
2015年10月

目 录

第一章 脊柱摄像基础知识	（1）
第一节 脊柱 X 线摄像基本要求及方法	（1）
第二节 脊柱 X 线摄片种类及意义	（3）
第二章 正常脊柱影像及变异	（5）
第一节 正常脊柱影像学种类及特点	（5）
第二节 脊柱影像变异种类及特点	（12）
第三章 脊柱常用测量方法及正常值	（14）
第一节 脊柱的正常 X 线解剖	（14）
第二节 脊柱各部位常见测量	（16）
第四章 枕颈部畸形测量	（25）
第一节 枕颈部常见检查方法	（25）
第二节 枕颈部常用测量径线	（26）
第五章 椎管狭窄的测量	（36）
第一节 颈椎管狭窄的测量	（36）
第二节 胸椎管狭窄的测量	（39）
第三节 腰椎管狭窄的测量	（40）
第六章 脊柱不稳的测量	（43）
第一节 上颈椎不稳的测量（C0-C1-C2）	（43）
第二节 下颈椎不稳的测量和评估（C3～T1）	（45）
第三节 胸椎和胸腰段不稳的测量和评估	（47）
第四节 腰椎节段不稳的测量和评估	（48）
第七章 腰椎滑脱的测量	（52）
第一节 腰椎滑脱的原因及分类	（52）
第二节 腰椎滑脱影像学测量方法	（52）

第八章 脊柱外伤的测量 …………………………………………………………………（60）
第一节 颈椎外伤的影像测量 …………………………………………………………（60）
第二节 胸腰椎外伤的影像测量 ………………………………………………………（68）

第九章 脊柱侧凸的测量 …………………………………………………………………（73）
第一节 脊柱侧凸的分类 ………………………………………………………………（73）
第二节 脊柱侧凸测量常用的影像学检查方法 ………………………………………（73）
第三节 青少年特发性脊柱侧凸的分型及测量 ………………………………………（76）
第四节 先天性脊柱侧凸的分类及测量 ………………………………………………（91）
第五节 成人脊柱侧凸的分类及测量 …………………………………………………（95）
第六节 退变性脊柱侧凸的分类及测量 ………………………………………………（100）

第十章 脊柱后凸畸形的测量 ……………………………………………………………（105）
第一节 脊柱后凸畸形的分类 …………………………………………………………（105）
第二节 脊柱后凸角度的测量 …………………………………………………………（107）

第十一章 脊柱失平衡的测量 ……………………………………………………………（112）
第一节 冠状面失平衡的评价和测量 …………………………………………………（112）
第二节 矢状面失平衡的评价和测量 …………………………………………………（115）

第十二章 骨质疏松的测量 ………………………………………………………………（123）
第一节 骨质疏松的分类及诊断 ………………………………………………………（123）
第二节 骨质疏松的评价方法 …………………………………………………………（123）

第十三章 骨骼发育程度的影像学测量 …………………………………………………（132）
第一节 脊柱发育的影像学测量 ………………………………………………………（132）
第二节 骨龄的测量及判断 ……………………………………………………………（132）

第一章　脊柱摄像基础知识

第一节　脊柱 X 线摄像基本要求及方法

自伦琴 1895 年发现 X 射线以来，以放射为基础的医疗设备得到大力发展。在这百余年的时间里，尽管放射医疗设备和检查方法得到大力发展，并且应用越来越广泛，X 射线检查仍为最基本的影像学检查手段，其在脊柱疾病的诊断中仍发挥着重要作用。对脊柱矫形外科医生来讲，脊柱疾病的正确诊断、治疗方法选择和疗效评价，很大程度上仍取决于准确的影像学测量和评估。其中，对 X 线平片的测量是脊柱影像测量中最常使用和评价最多的检测方法，CT 和 MRI 影像检查的测量也逐步在脊柱疾病的评估中发挥作用。

脊柱摄片有多种类型，获得高质量的影像学资料，是一切测量工作的基础。尤其是普通 X 线片，尽管临床上最为常用，但图片拍摄质量千差万别，参差不一，使临床评估的操作性和可比性严重降低。拍摄脊柱 X 线片时，如何才能够得到合格的对诊断和治疗有帮助的 X 线片呢？不同的部位有不同的要求，摄片时应根据具体情况进行分析，总结经验，临床医生与影像科医生必要时还需要进行有效的交流与沟通。

拍摄颅底及颈椎 X 线片时，患者的颈部和上胸部要尽可能裸露，通常采用自然直立状态或仰卧位，不可含胸和过分挺胸，去除颈部及耳部金属饰物，颈部距离球管一般 70～100 cm。摄片时患者应当保持身体静止不动，以免留下虚影或者重影，为使第 1 至第 7 颈椎完全暴露，患者应当两手下垂，或两手抓持一定的重物，以便使肩部下降，使头颅和肩膀的距离加大。

拍摄颈椎张口位时，患者仰卧于摄影台上，两臂置于身旁，头稍后仰，口尽量张大。上颌切牙咬合面与乳突连线垂直台面，操作人员调整摄影台位置，使上、下切牙连线中点对准探测器中心。中心线经上、下切牙连线中点垂直射入。

拍摄颈椎正位片时，人体正中矢状面垂直台面，并与暗盒中线重合。头略后仰，使听鼻线垂直于探测器，胶片上缘与患者外耳孔平齐，下缘包括第 1 胸椎，保持摄影距离为 70 cm，中心线向头侧倾斜 10°～15°，通过甲状软骨下缘射入暗盒。可以根据颈椎的生理曲度调整中心线倾斜角度，第 1 肋弓及颈旁软组织均应包括在照片内。应显示颈椎 3～7 椎体，椎间关节显示清晰的"心"形，双侧钩突关节显示清楚，下颌骨与枕骨相重迭，两侧下颌角呈"△"形。

拍摄颈椎侧位片时，应让患者侧立于立位摄影架前，人体正中矢状面平行于摄影架面板，外耳孔与肩峰连线置于暗盒中线。患者头部后仰，下颌前伸，使上门齿咬合面与乳突尖端连线与水平面平行，并且要让患者双肩尽量下垂，必要时辅以外力或持重物向下牵拉。操作人员应保证胶片上缘包括外耳孔，下缘包括肩峰。保持中心线呈水平方向，经甲状软骨平面颈部前后缘连线的中点，垂直射入暗盒。良好的颈椎 X 线片要求颈 1～颈 7 椎体全部显示，各椎体后缘呈单边显示；下颌骨不与颈椎重迭，齿状突显示清楚。

拍摄颈椎后前斜位X线片时，摄影操作与正位及侧位X线摄影的最大区别在于人体不是正对摄影架的面板也不是侧对面板，而是要使人体的冠状面与面板保持一个锐角。具体操作规范是：指导患者面向立式摄影架前站立，身体旋转，被检侧前胸靠近面板，对侧远离。使人体冠状面与摄影架面板呈55°~65°，患者头部偏转保持侧位姿势，下颌略前伸，上肢尽量下垂。操作人员摄片时，应注意使颈椎椎体序列置于暗盒长轴中线。暗盒上缘包括外耳孔，下缘包括第1胸椎。中心线经第三颈椎水平垂直射入暗盒。

拍摄胸椎正位X线片时，操作人员应让患者仰卧于摄影台上，人体正中矢状面垂直台面，并与暗盒中线重合。患者头部略后仰，双上肢放于身体两侧。摄片时，胶片上缘包括第7颈椎，下缘包括第1腰椎，使用滤线器，胸部距离球管约为100 cm，中心线通过第6胸椎垂直射入暗盒。拍摄胸椎正位X线片时，需要注意心脏重叠的影响，胸椎的检查应以下段胸椎的摄照条件为准，取呼气位摄影。

拍摄胸椎侧位X线片时，应当让患者侧卧于摄影台上，双侧上肢尽量上举抱头，双下肢屈曲，膝部上移。腰部垫以棉垫，使患者胸椎序列平行于台面，并置于暗盒中线，胶片上缘包括第1胸椎，下缘包括第1腰椎，使用滤线器，摄影距离为100 cm，中心线通过第7胸椎垂直射入暗盒，在操作中需要注意的是，如果腰部未垫棉垫，可采取中心线向头侧倾斜方式，倾角大小一般为5°~10°。

拍摄腰椎正位X线片时，让患者仰卧于摄影台上，人体正中矢状面垂直台面，并与暗盒中线重合，患者两髋及膝关节屈曲，双足踏于台面，以使腰部贴靠台面，让患者将双上肢放于身体两侧，胶片上缘应包括第12胸椎，下缘应包括第1骶椎，使用滤线器，摄影距离为100厘米，中心线通过第3腰椎（相当于脐上3厘米处）垂直射入暗盒。摄得的腰椎正位X线片是否符合作为诊断依据的要求，需要根据几个评价标准来判断，如：腰大肌影清浙；腰椎椎体上/下缘呈单边显示；腰椎1~5及骶椎1~2清楚显示。

拍摄腰椎侧位X线片时，患者侧卧于摄影台上，双侧上肢自然上举，双下肢屈曲，膝部上移，季肋下垫以棉垫，使腰椎序列平行于台面，并置于暗盒中线，胶片上缘包括第11胸椎，下缘包括上部骶椎，使用滤线器，摄影距离为100 cm，中心线通过第3腰椎垂直射入暗盒。摄得的腰椎侧位X线片是否可作为有效的诊断依据，需要依照以下三个标准来判别：① 摄得X线片含腰椎1~5及腰骶关节；② 椎体呈"四方块"影，无上/下或后缘双边影；③ 腰椎棘突清楚显示。

拍摄腰椎斜位X光时，患者侧卧于摄影台上，然后身体后倾，使冠状面与台面约呈45°，腰椎序到长轴与暗盒长轴中线重合，胶片上缘包括第11胸椎，下缘包括上部骶椎，使用滤线器，摄影距离为100厘米，中心线通过第3腰椎垂直射入暗盒。腰椎斜位X线摄影操作中应注意中心线垂直通过第4腰椎达胶片，仰卧体轴整体旋转，使体背部与胶片成45°角，腰椎右后斜位观察同侧，而骶髂关节显示为左侧，左右标号应注明。

拍摄骶骨正位X线片时，患者仰卧于摄影台上，人体正中矢状面垂直台面，并与暗盒中线重合，患者的双下肢伸直，两侧足尖靠拢，摄影时，胶片上缘应包括第4腰椎，下缘应包括尾椎，使用滤线器，摄影距离为100 cm，中心线向头侧倾斜15°~20°，通过双侧髂前下棘连线中点射入暗盒。拍摄骶骨正位片时，操作人员还需要注意：① 中心线倾斜角度的大小与骶骨向后倾斜的角度有关，骶骨向后倾角大，中心线倾角相应加大，中心线倾斜以垂直骶骨长轴与暗盒平面夹角的角平分线为宜；② 对于骶尾部骨病的观察，应注意盆腔肠道的清洁。

拍摄骶椎侧位X线片时，患者侧卧于摄影台上，背部与台面垂直，骶骨对台面中线。两侧髋、膝关节稍弯曲，脊柱长轴与台面平行，使用滤线器，摄影距离为，经髂后下棘前方处，垂直射入探测器。

对于怀疑有脊柱侧凸、后凸畸形或存在脊柱整体失平衡的患者，应该是拍摄脊柱全长正侧位片，至少应该包括从颈胸交界到骨盆的全长片，骨盆位置应该能看到双侧股骨头。这就要求 X 线球管距人体距离要适当，使片子的放大率和变形率得到很好的控制，一般这个距离为 183 cm 时比较适宜。胸腔比较容易透过 X 线，腰骶部组织较厚不容易透过 X 线，所以拍摄全长片时可能会造成上下曝光不均匀，这就要求 X 机配有滤过调解装置，置于球管和人体之间，调解上下曝光量。

拍摄脊柱全长片对设备有一定要求，但原有的不具备全长成像的设备，也可以分段摄片，借助 DR 技术拼接为全长片。由于脊柱全长片不属于常规摄片，各医院及不同放射科医生之间经验也不一样，所以当脊柱外科医生需要脊柱全长片时，应该与放射科医生沟通，讲清要求，放射科医生才能调节好以上影响因素，拍摄出能满足需要的脊柱全长片，保证脊柱外科医生测量的要求。

摄片时对患者的防护很重要，特别是对性腺、甲状腺的防护，经常要使用保护挡板。使用保护挡板时，要注意置放位置，不能遮挡住要观察的骨骼部分。很多因素可以影响到摄片质量，比如机器功率、拍摄距离、曝光比例、患者体积及畸形形状，如能在具体摄像时因人而异，调节好以上因素，就可以得到高质量的全长片。

此外，除了一些特殊要求的 X 线片，在拍摄脊柱全长正、侧位片时应尽可能拍摄患者站立位片，特别是对于脊柱畸形患者，如脊柱侧凸、脊柱后凸、腰椎滑脱等，只有在站立位情况下摄片，才能显示出患者真实的畸形和平衡状态。拍摄站立位全脊柱（包含双侧髋关节）正、侧位 X 线片时，可依据 Horton 的方法，体位取站立位，充分伸展膝关节、髋关节、肘关节完全屈曲，双拳置于同侧锁骨上，投照源固定，连续曝光后自动拼接成像。如果患者双下肢不等长，相差超过 2 cm，拍摄站立位片时，应该在短的一侧加垫，来保持骨盆水平位。其他如观察脊柱柔软性等特殊要求的 X 线片体位，将在后面介绍。

第二节　脊柱 X 线摄片种类及意义

颅骨侧位片（skull lateral view）：主要用于观察有无颅底损伤、骨折，颅底及第 1、2 颈椎发育畸形，如：颈 1 枕骨化，颅底凹陷，第 1、2 颈椎分节不全、齿状突缺如及先天性不愈合等。

颈椎张口位片（anteroposterior open mouth cervical view）：在常规颈椎前后位片上，颈 1、2 会被上下颌骨和牙齿遮挡，显示不清，所以需要观察颈 1、2 时，就需要拍摄张口位片。主要用于了解颈 1、2 有无骨折、先天缺如及环枢关节有无脱位及半脱位等情况。

颈椎正位片（AP views of cervical spine）、胸椎正位片（AP views of thoracic spine）、腰椎正位片（AP views of lumbar spine）：主要观察脊柱的双侧是否对称，颈椎、胸椎或腰椎与整个脊柱的关系，有无向一侧倾斜或侧弯，棘突连线是否居中，有无因旋转而偏一侧，有无棘突偏离棘突的连线，即单椎旋转现象。椎体侧缘增生严重者可成鸟嘴样、竹节样改变，甚至搭桥畸形。颈椎正位片还可根据头颅是否对称，判断有无向一侧旋转或倾斜，如椎体侧向成楔形改变，可造成先天性斜颈。还可判断椎旁软组织是否有肿胀或肿块形成，在脊柱结核时可见椎旁冷脓肿的形成。前后位片上还可以观察双侧椎弓根影是否存在及对称。

颈椎侧位片（lateral views of cervical spine）、胸椎侧位片（lateral views of thoracic spine）、腰椎侧位片（lateral views of lumbar spine）：主要观察脊柱矢状位上的生理弧度是否正常，序列是否整齐，椎

体侧位的形态以及椎体是否有增生、骨刺或骨折，椎间隙是否有狭窄，椎体前后软组织是否存在异常。腰椎侧位片上腰骶角的测量有助于判断脊柱是否有不稳定的现象。

颈椎斜位片(oblique views of cervical spine)、腰椎斜位片(oblique views of lumbar spine)：主要用于正侧位的辅助检查，可观察椎间孔是否有狭窄或扩大，腰椎小关节突关节、椎弓及其狭部的改变。椎弓的峡部，为位于上下关节突之间较窄细的骨段，此处持久不骨化者占5%，加之外伤及疲劳性断裂，在斜位片上可显示出"狗项圈征"，由于此段软骨或纤维组织形成，不能有效对抗椎体向前的剪力，成为脊柱滑脱的重要原因。

颈椎过伸过屈位片(hyperextension and hyperflexion views of cervical spine)、腰椎过伸过屈位片(hyperextension and hyperflexion views of lumbar spine)：可观察颈椎及腰椎屈伸运动范围，椎体前移或后移的改变，部分患者在中立位侧位片上未见颈椎及腰椎前移位或后移位，而在过伸过屈位片上却能发现。过伸过屈位摄片还可观察棘突间距离有无改变，正常人在过屈、过伸位片中棘突分离或靠近很明显。颈椎及腰椎疾病时可发生肌群痉挛或挛缩，致使屈伸时椎间的运动消失，病变处棘突不能分离或靠近。过伸过屈位片主要用于判断有无颈椎及腰椎不稳、脊柱僵直等。

骶骨正位片(AP views of sacrum)、尾骨正位片(AP views of coccyx)：用于观察骶骨和尾骨正位的骨质和形态，骶孔是否对称，骶髂关节有无狭窄及破坏。

骶尾骨侧位片(lateral views of sacrum and coccyx)：用于观察骶骨和尾骨侧位的骨质和形态，了解有无骶尾骨骨折脱位及骨质破坏。

脊柱全长片(AP and lateral views of full length of spinal column)、脊柱左右侧屈位片(left and right bending views of spine column)、脊柱牵引位片(traction views of spine column)：在脊柱的矫形方面具有重要的实际应用价值，可以用来判断脊柱有无侧凸、后凸畸形、评估脊柱的柔韧性以及畸形的矫正效果，还可用来判断脊柱冠状面和矢状面是否平衡。脊柱正侧位全长片在移行椎的判断中也有重要的意义。

参 考 文 献

［1］张云亭,于兹喜.医学影像检查技术学.第3版.北京：人民卫生出版社,2010.
［2］李萌,余建明,秦维昌.医学影像技术学：X线摄影技术卷.北京：人民卫生出版社,2011.
［3］贾宁阳.脊柱外科影像诊断学.北京：人民卫生出版社,2013.
［4］段承祥.脊柱影像学.北京：化学工业出版社医学出版分社,2007.
［5］荣独山.X线诊断学.第2版.上海：上海科学技术出版社,2000.

第二章　正常脊柱影像及变异

要想正确认识脊柱疾病,首先要充分了解脊柱的正常解剖。如果不熟悉脊柱的正常解剖,当脊柱发生较小的异常改变时,就不容易被识别和描述出来。所以,只有对脊柱正常解剖和正常变异的影像学改变烂熟于心,才能正确辨别出脊柱的异常改变和畸形,才能制订出正确的矫形计划。

除了要能正确识别和理解脊柱的影像学改变外,还应该能对脊柱的影像学进行正确的描述,以及把影像学异常的描述进行统一化和量化。这样,不仅有助于更好的理解、测量畸形结构,更有助于矫形治疗。同时,也有利于同行之间的交流和比较,从而能够科学、客观、可信地总结出不同国家、不同地区、不同医生及不同方法,比较治疗同一脊柱疾病效果的优劣,从而促进矫治水平的提高。

脊柱有四个不同的区域:颈椎、胸椎、腰椎、骶椎,相邻区域间被移行交界区分开:枕颈段、颈胸段、胸腰段、腰骶段。正确了解这些脊柱区、段的独特解剖结构、生物力学及排列很重要,只有了解了正常脊柱的这些方面,才能理解脊柱疾病所带来的不良后果,才能有针对性地制订治疗计划。

第一节　正常脊柱影像学种类及特点

一、头颅侧位片

头颅侧位片是枕颈部及颅底畸形最为常用的检查方法,可清楚显示硬腭后缘、蝶鞍、枕骨大孔前后缘与第1、第2颈椎的解剖关系(图2-1)。

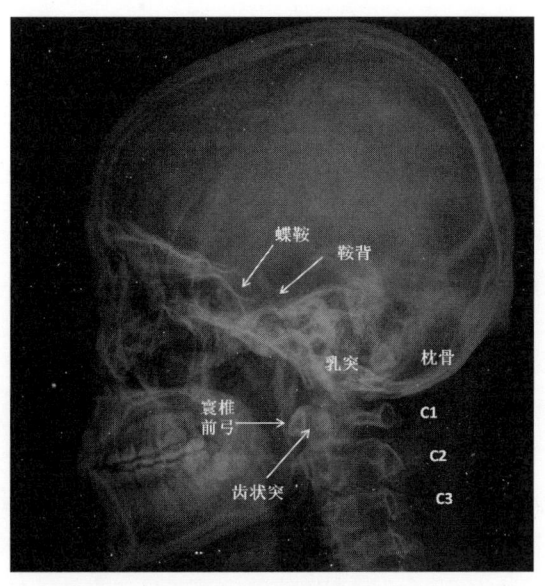

图2-1　颅骨侧位片

二、颈椎张口位片

第1、2颈椎于上下齿列之间显示,第2颈椎位于其正中。上下切牙牙冠与枕骨底部相重,第2颈椎齿突不与枕骨相重,单独清晰显示。齿突与第1颈椎两侧块间隙对称,寰枕关节呈切线状显示。张口位片主要用于第1、2颈椎有无骨折,先天缺如及环枢关节有无脱位及半脱位等的诊断(图2-2)。

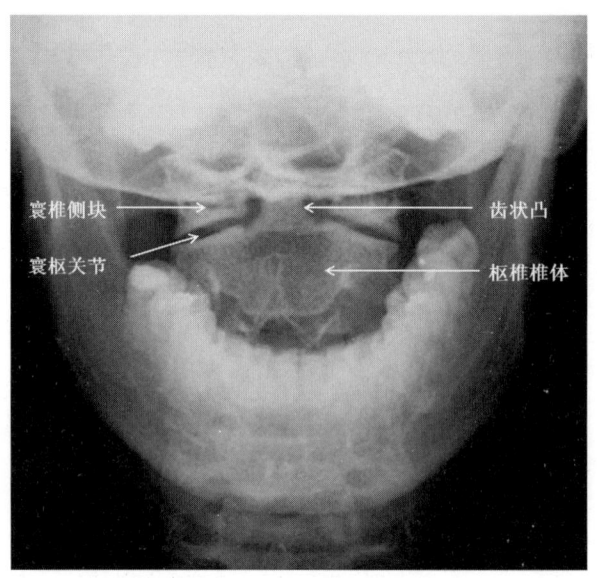

图2-2 颈椎张口位片

三、颈、胸、腰椎正位片

颈椎正位片上显示第3～7颈椎正位影像,第3～7颈椎与第1胸椎显示于照片正中。颈椎棘突位于椎体正中,横突左、右对称显示。颈椎骨质、椎间隙与钩椎关节显示清晰。第1肋骨及颈旁软组织包括在内。气管投影于椎体正中,其边界易于分辨。下颌骨显示于第2、3颈椎间隙水平,双侧下颌角呈"△"显示。胸椎正位片上第7颈椎及上胸椎或第1腰椎及下胸椎于照片正中显示。棘突序列于椎体正中,两侧横突、椎弓根对称显示。各椎体椎间隙清晰锐利,椎骨纹理显示明了。腰椎正位片包括第11胸椎至第2骶椎全部椎骨及两侧腰大肌。椎体序列与照片正中两侧横突、椎弓根对称显示。第3腰椎椎体各缘呈切线状显示,无双边现象,椎间隙清晰可见(图2-3～图2-5)。

四、颈、胸、腰椎侧位片

颈椎侧位片上显示全部颈椎侧位影像,第1～7颈椎显示于照片正中。各椎体前后缘均无双影现象,椎体骨质、各椎间隙及椎间关节显示清晰,下颌骨不与椎体重叠,气管、颈部软组织层次清晰。主要用于判断生理弯曲度是否正常,有无变浅、消失、反弓、向后成角、椎间不稳;各椎间隙是否等宽,有无变窄,或消失融合;椎体前后缘有无增生,增生有无突入椎间孔或横突孔;前、后纵韧带,项韧带有无钙化;有无骨折或各种原因的骨质破坏;有无变形或先天性畸形,如连椎畸形、齿突先天不连接、颅底凹陷等。还可以观察有无双边双突的改变,环齿前间隙有无异常增宽,有无"∨"形或"∧"形改变。胸椎正位片第1～12胸椎呈侧位显示于照片正中,略有后突弯曲,不与肱骨重叠。椎体呈"四方块"影,

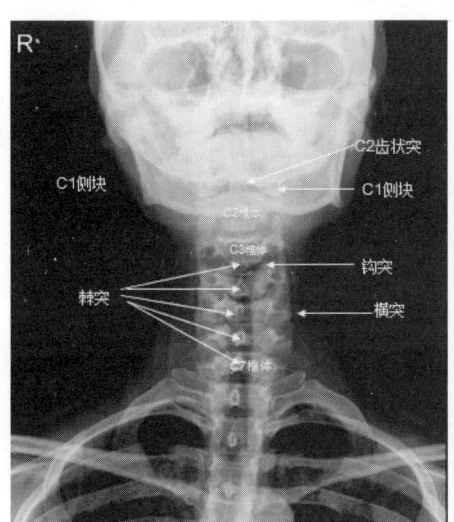
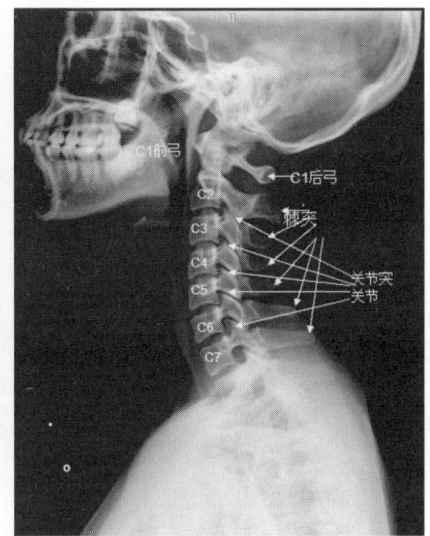

图 2-3　颈椎正侧位片

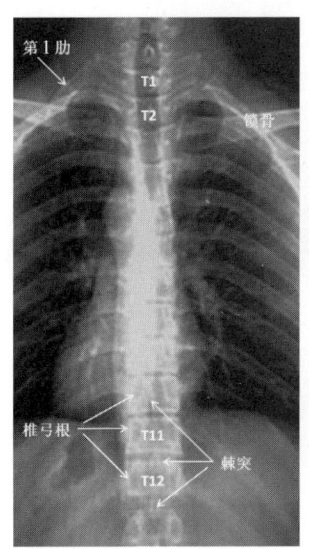
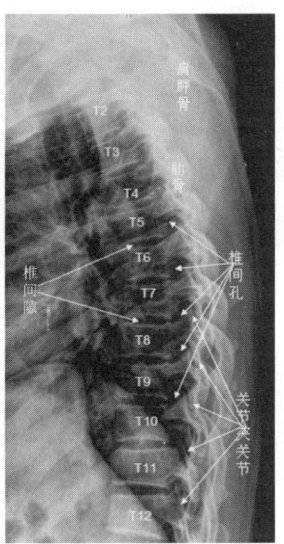

图 2-4　胸椎正侧位片

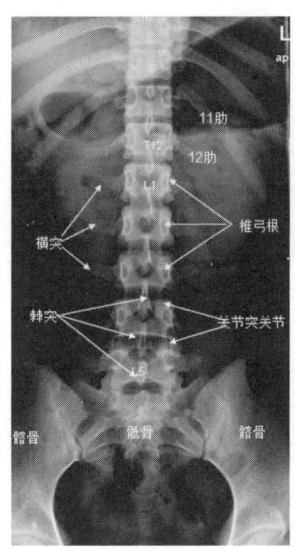
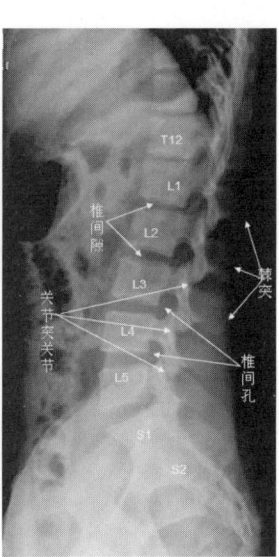

图 2-5　腰椎正侧位片

各缘呈切线状显示，无双边现象，椎间隙清晰明确。肺野部分密度均匀与椎体对比调和。各椎体及附件结构易于分辨，骨纹理清晰显示。腰椎侧位照片包括第 11 胸椎至第 2 骶椎椎骨，腰椎椎体各边缘无双边现象，尤其是第 3 腰椎，椎体骨皮质和骨小梁结构清晰可见，椎弓根、椎间孔和邻近软组织可见，椎间关节、腰骶关节及棘突可见（图 2-3～图 2-5）。

五、颈、腰椎斜位片

斜位片根据颈、腰椎倾斜方向不同，分为左右斜位片。颈椎斜位片显示第 1～7 颈椎斜位影像，近胶片侧椎间孔、椎弓根显示清楚，椎间孔显示于椎体与棘突之间，椎弓根投影于椎体正中。诸椎体骨质清晰，椎间隙清晰，下颌骨不与椎体重叠。腰椎斜位片显示第 1～5 腰椎及腰骶关节斜位影像，各椎弓根投影于椎体正中或前⅓处，椎间关节间隙呈切线状单边显示，投影于椎体后⅓处，椎间隙显示良好,第3腰椎上、下面的两侧缘应重合为一致密线状影,与椎体重叠的椎弓部结构,应清晰分明,斜位片上可以清晰显示椎弓根的峡部,可以用来判断狭部是否断裂及发育异常(图2-6、图2-7)。

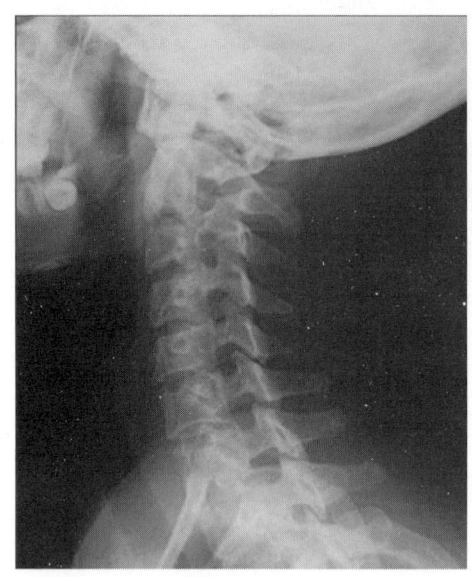 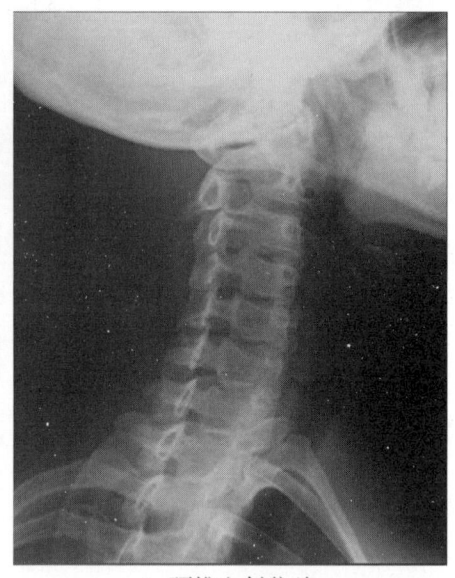

a. 颈椎右斜位片　　　　　　　　　　b. 颈椎左斜位片

图2-6　颈椎左右斜位片(a—b)

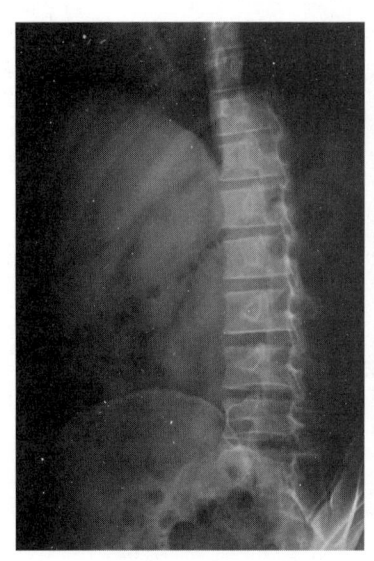 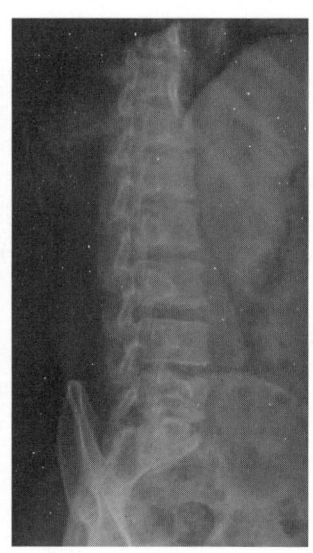 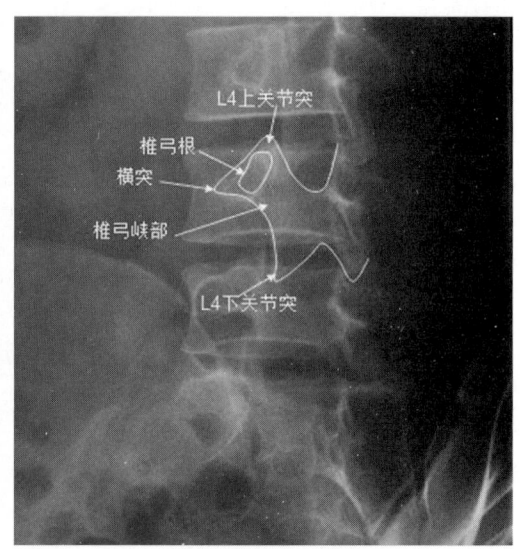

a. 腰椎右斜位片　　　　b. 腰椎左斜位片　　　　c. 腰椎右斜位放大像

图2-7　腰椎左右斜位片及局部放大像(a—c)

六、颈、腰椎过伸过屈位片

过伸过屈位片主要观察椎体运动幅度,椎间隙及脊柱生理弧度改变,可以显示脊柱节段有无不稳,同时也可以测量出不稳的程度(图2-8、图2-9)。正常情况下,虽然各人之间的活动度会有较大的变异,但当颈部屈曲和伸展时,颈椎椎体前后缘及棘突前缘始终保持一光滑的弧线。当弧线不平滑时即为椎体不稳,通过测量不稳椎体移位的距离及上、下椎体夹角活动度即可对椎体不稳程度进行评估。

七、骶尾椎正侧位片

照片应包括全部骶椎及腰骶关节,骶中嵴位于照片正中。骶椎孔及骶髂关节左右对称。耻骨联合部不与骶椎重叠。无肠内容物与骶椎重叠,骶椎骨纹理清晰。骶尾椎及骶髂关节位于照片正中显示,边界清晰,其椎体各节易于分辨。骶椎两侧无名线应重叠为单一致密线。腰骶关节与骶尾关节间隙清晰可见(图 2-10)。侧位片可以分辨出 5 节骶椎及 4 节尾椎,弯向前下,腹侧骶骨清晰为一光滑曲线,背侧骶骨粗糙。

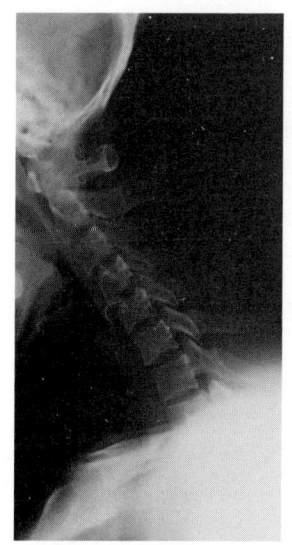
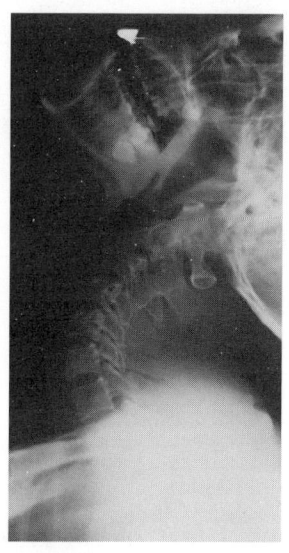

图 2-8 颈椎过伸过屈位片

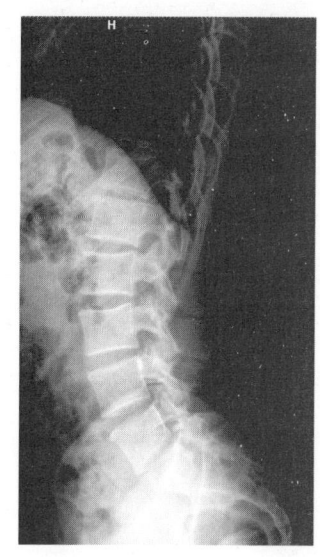
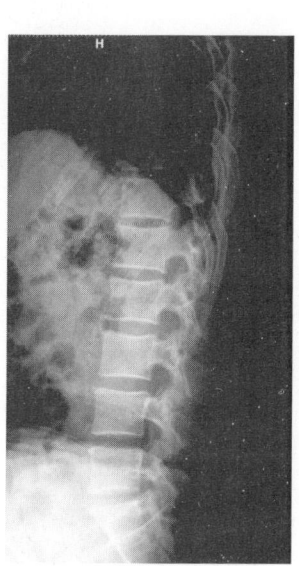

图 2-9 腰椎过伸过屈位片

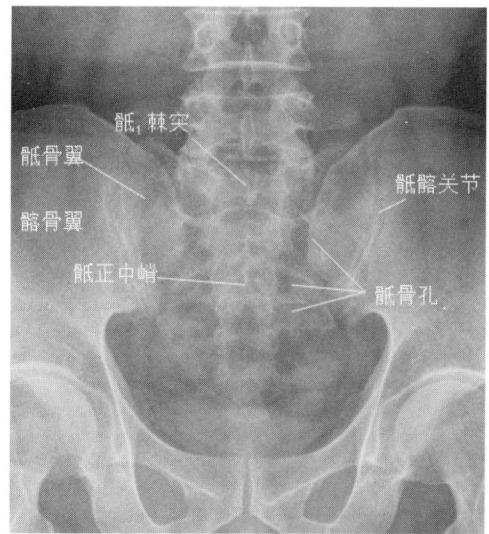
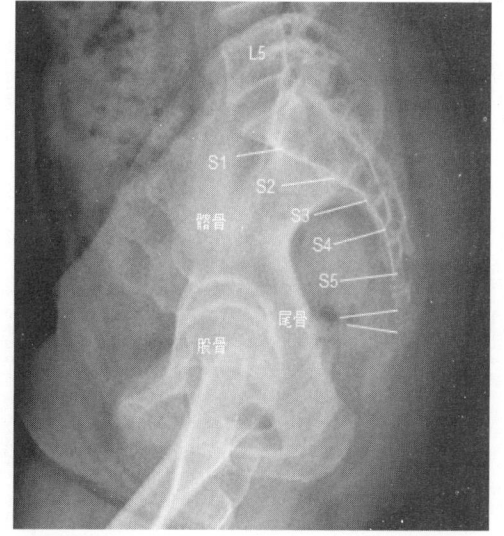

图 2-10 骶尾椎正侧位片

八、脊柱全长正侧位片

脊柱正侧位全长的测量在脊柱的矫形方面具有重要的实际应用价值。C1 至骶尾骨完整显示于照片中,观察脊柱的序列及侧弯、侧突情况,在移行椎的判断中也有重要的意义(图 2-11)。

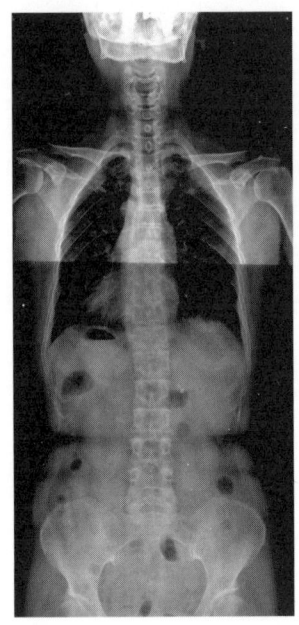
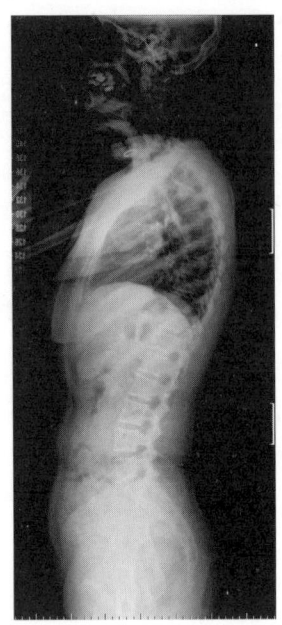

图 2-11　脊柱全长正侧位片

九、脊柱左右侧屈位及牵引位片

脊柱左右侧屈位，又称全脊柱左右 Bending 像，是患者标准解剖学姿势直立后使身体极度向左或向右弯曲所得图像（图 2-12），主要用于评价腰弯椎间隙的活动度，确定下固定椎，预测脊柱柔韧度。但是，Bending 像需要患者的主动配合，其影响因素较多，患者的年龄、文化程度等都可能影响这种检查的效果，且不适合精神疾患及神经肌肉性疾病患者。牵引位片可提供脊柱侧凸牵引复位的全貌（图 2-13）。

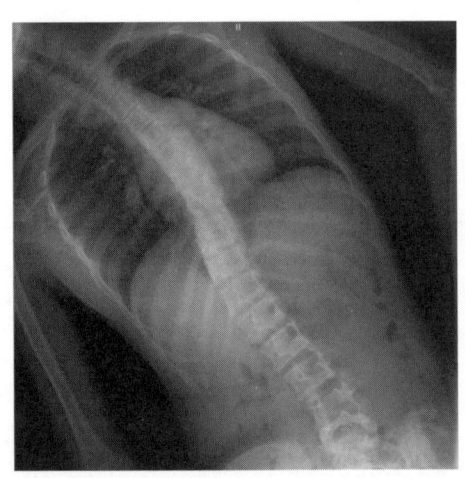
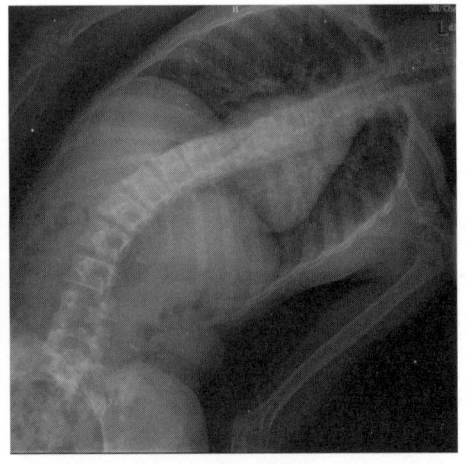

a. 脊柱右侧屈位片　　　　　　　　　b. 脊柱左侧屈位片

图 2-12　脊柱左右侧屈位片（a—b）

十、脊柱支点侧屈位片

利用支点侧屈装置，依靠自身体重获得矫形力，无需患者主动配合，重复性好，可评价脊柱的柔韧性，能真实反映侧弯的僵硬程度，预测侧弯的矫正度数。这是目前比较准确的一种评估方法之一（图 2-14、图 2-15）。

第二章 正常脊柱影像及变异

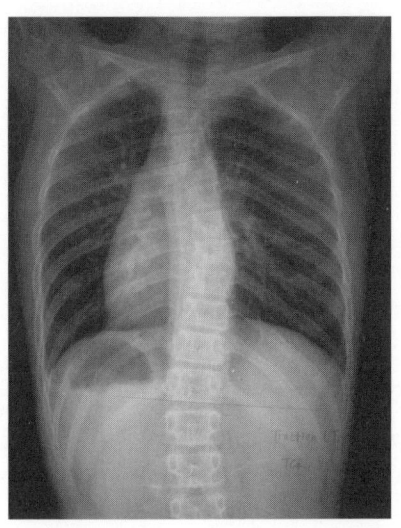

图 2-13 脊柱牵引位片

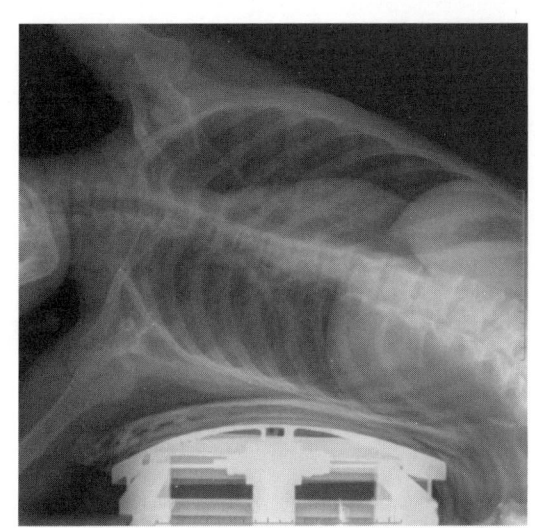 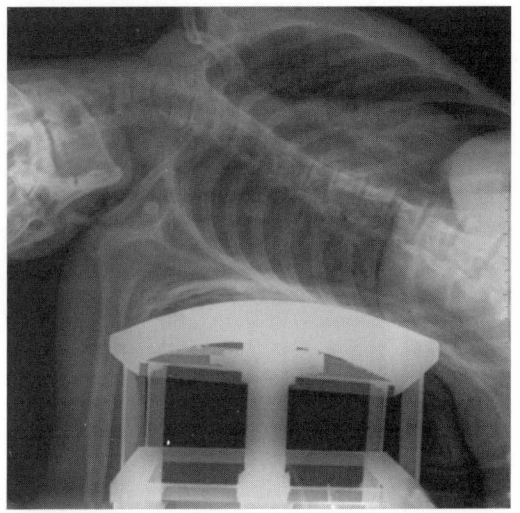

图 2-14 脊柱支点侧屈位片

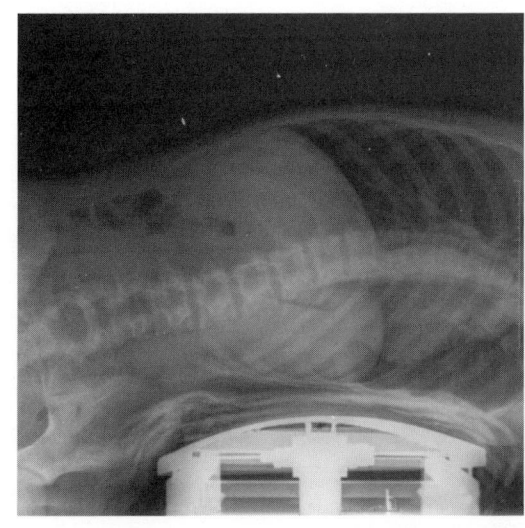 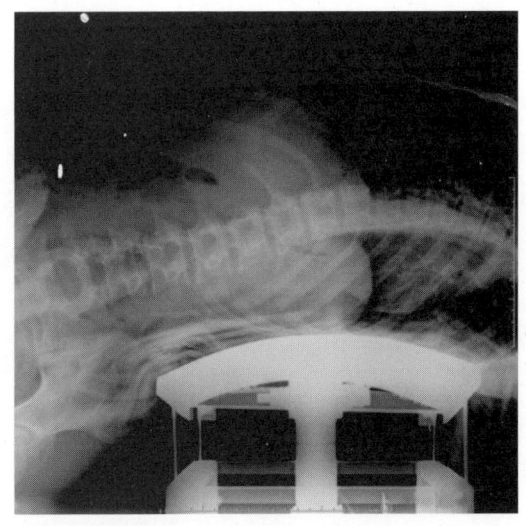

图 2-15 脊柱支点侧屈位片

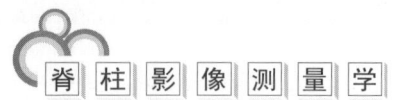

第二节　脊柱影像变异种类及特点

一、脊柱影像学异常的发生原因

胚胎、骨骼、神经发育的异常都可引起脊柱畸形的发生。胚胎发育异常可导致脊柱节段性的骨结构异常，如先天性半椎体、蝴蝶椎、椎体分节不全等。神经系统的发育异常可以导致中枢神经系统的畸形，如：脊髓空洞、Chiari 畸形、脊髓纵裂和脊髓拴系，还有一些其他小的中枢神经系统畸形，如中枢神经系统控制平衡和反射通路部分地改变，以及中枢神经系统中褪黑素的改变，都被认为与特发性脊柱侧凸畸形的发生有关。所以，只有弄清楚与脊柱畸形有关的脊柱解剖结构和脊柱病理改变，才能更好地全面理解脊柱疾病的发生发展。

二、脊椎的基本计数与测量方法

尽管脊椎解剖较复杂，但一个最简单、最能反映脊柱基本解剖情况的方面却容易被忽视，那就是数脊柱椎体的个数。一个统一恒定的椎体计数方法，就可以描述正常或异常的脊柱。正常的脊柱颈椎段包括：颅底（C0）和 C1～C7 7 个活动节段。胸段有 T1～T12 12 个活动节段，每一个胸椎节段的椎体都有一对肋骨的后肋与之相关节，第 1～10 肋在前方与肋软骨或胸骨相连，第 11～12 前肋不与胸廓相连，为"浮肋"。腰段有 L1～L5 5 个活动节段。骶骨骨盆区由骶骨/尾骨与双侧髂骨组成，由 5 个融合在一起的骶椎组成的骶骨通过双侧的骶髂关节与髂骨相连。

对于一个正常的脊柱来说，计数椎体个数比较容易，但对于有变异的脊柱或存在畸形的脊柱来说，椎体计数有时就没有那么容易了。这就要求对脊柱的计数有一个统一恒定的计数标准和方法，如果每一个医生都有自己的标准和方法，就不利于记录和交流，甚至会造成手术定位的错误。

颈椎畸形较少，矫形手术也不多，加之颈椎变异小、个数较恒定，基本都是 7 个椎体，所以颈椎计数较容易。即使先天性颈椎畸形和 Klippel-Feil 畸形的颈椎，活动节段较正常的颈椎减少，但仍可以辨认出每一个椎体。颈椎的计数从 C1 开始到 C7，共 7 个椎体。

通常胸椎有 12 个，但有时也有变异，可能有 11 或 13 个椎体。从 T1 开始，每一个胸椎都有一对肋骨，所以胸椎的确认是靠肋骨来确定的。但有时最后一个胸椎的确认并不容易，因为当最后一对肋骨很小或椎体横突细长时，最后一个胸椎的确定就会有困难，有时甚至需要在手术中手摸或暴露出来看到，才能确定是肋骨还是横突。

L1 的计数总是从最后一个胸椎的下一个椎体开始，绝大多数腰椎都是 5 个椎体，少数情况下可以有 4 个或 6 个腰椎；脊柱椎体总数较恒定，通常（颈椎＋胸椎＋腰椎）有 24 节，即使变异的脊柱有 11 个胸椎，那么就会有 6 个腰椎；或者 13 个胸椎，就会有 4 个腰椎。只有极少数时候会同时有 13 个胸椎和 6 个腰椎。

腰骶交界处的椎体计数也往往容易发生错误，因为最后一个腰椎可能会骶椎化或第一个骶椎腰椎化，第 5 腰椎横突可以单侧或双侧与骶骨/髂骨形成关节，骶 1、骶 2 间分节明显，骶骨翼可以有一侧或两侧异常或畸形。胸腰交界部和腰骶部椎体计数的变异，虽然不会影响手术方案，但可能会因为计数方法不统一恒定而带来手术定位的错误。

不论是对于正常脊柱还是病理异常的脊柱，以下是在术前 X 线片上标记椎体及手术中辨认椎体的一些基本方法。同时结合 CT 和 MRI 的影像,就可以使我们更清楚地了解脊柱病变的解剖结构,从而更加有效的标记 X 线片和制定手术计划。

手术前 X 线片标记及术中辨认椎体的基本方法如下:① 从上面第一个有肋骨的椎体开始计数为 T1;② 连续向下面数,一直到最下一个带有肋骨的椎体,为 T12,也可能为 T11 或 T13;③ 如果只有 11 个带有肋骨的胸椎和 6 个腰椎,则仍把 T11 下面的一个椎体看成为 T12,使脊椎计数为最常见的 12 个胸椎、5 个腰椎;④ 除第(3)的情况外,都把最后一个胸椎(有肋骨的)下面的一个椎体计数为 L1;⑤ 如果 L5 骶椎化,仍应该把其下面的一个椎体计数为 S1,在测量冠状面和矢状面 Cobb 角和 C7 纵垂线时,都要以这个 S1 为参照;⑥ S1 应该是最后一个腰椎下面的一个椎体,并且不具有活动度。

参 考 文 献

[1] 夏玲娣,郝强,王飞.骨关节疾病影像诊断图谱.上海:第二军医大学出版社,2014.
[2] 段承祥.脊柱影像学.北京:化学工业出版社医学出版分社,2007.
[3] 荣独山.X 线诊断学.第 2 版.上海:上海科学技术出版社,2000.

第三章　脊柱常用测量方法及正常值

影像学方位及测量方法常规为：① 正位 X 线片的方位应是阅片者像是从患者的背后观察，患者的右侧就是阅片者的右侧，这与一般的标准 X 线片正好相反；② 矢状位 X 线片患者的面部是朝向阅片者的左侧；③ 任何朝向右侧的线性移位被定义为负方向，左侧被定义为正方向；④ 逆时针方向的成角移位，如侧位片上的后凸，被定义为正方向；顺时针方向（侧位片上前凸）被定义为负方向；⑤ 正位片上凸侧的方向即被定义为侧凸方向。

第一节　脊柱的正常 X 线解剖

一、概述

1. 椎体的数目

正常人脊柱通常由 7 个颈椎、12 个胸椎、5 个腰椎、5 个骶椎及 4 个尾椎组成。颈椎、胸椎和腰椎间均有分节，并可自由活动，但骶椎与尾椎则分别融合成骶骨与尾骨。胸椎和腰椎的数目，可以相互之间多一个或少一个，例如 11 个胸椎与 6 个腰椎，或 13 个胸椎与 4 个腰椎。第 5 腰椎也可以成为骶骨的一部分，即骶化。

2. 骨性构成

除第 1、第 2 颈椎及骶尾椎外，每节脊椎都是由前部的椎体和后部的椎弓所组成的，椎体之间由椎间盘隔开，X 线片上表现为椎间隙。椎体和椎弓之间形成椎孔，诸椎体的椎孔共同形成椎管。椎弓借椎弓根与椎体相接，椎弓由两侧椎板融合而成，椎弓上有 7 个突起：上、下关节突及横突各一对，棘突一个。相邻的上、下关节突之间形成关节突关节或椎间关节，是真正的可动关节。上下相邻的椎弓之间形成椎间孔。脊椎节段不同，形态也有差别。颈椎、腰椎在矢状面上前凸，并且梯形的底在前方；横断面上，颈椎、腰椎呈尖端向后的等腰三角形。胸椎则相反，矢状面上后凸，梯形的底在后方；横断面上，呈尖端向前的等腰三角形（图 3-1）。

3. 脊柱的曲度及序列

脊柱冠状面和矢状面的序列都有其独特性，这可以最大程度地满足人体的生物力学需要。

（1）脊柱冠状面序列

脊柱由颈 1 至尾骨，排列为一条纵向直线，正常情况下与铅垂线完全平行，影像学上与片缘平行。从颈 7 椎体中点划一铅垂线，冠状面平衡的情况下，此线通过骶 1 椎体中点和耻骨联合。

（2）脊柱矢状面序列

正常脊柱在矢状面排列上，颈段和腰段生理性前凸，胸段生理性后凸，尽管同一及不同个体脊柱各区域外形相差很大，但还是可以用具体的数值来描述脊柱的序列。正常人颈椎生理性前凸（C2～C7）25°～50°，顶点在 C4；胸椎生理性后凸（T2～T12）10°～40°，一般小于 50°，后凸顶点在 T6～T8 处；

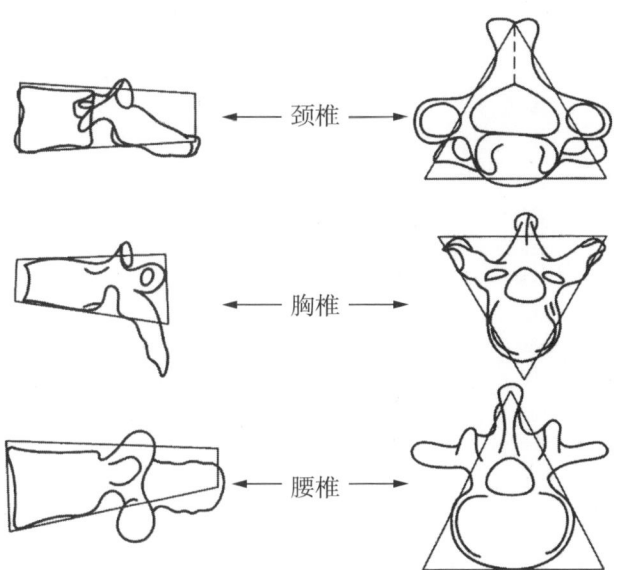

图 3-1 椎体矢状面和横断面的几何形态

腰椎前凸角(L1~L5)40°~60°,后凸顶点在 L3。胸椎后凸与腰前凸形成平衡的生理弧度,此时矢状面重力垂线经过 C7、T1、T12 和 S1,维持最佳生理曲线和身体平衡,保证人体能正常前视。如前所述,多数椎体矢状面上呈梯形,因此,各个椎体自身也存在一定的生理角度,如 T10、T11 约为 5°,T12、L1 接近 0°,L2、L3 约为 10°,不同个体、年龄、性别之间差异较大。

对于一个个体来说,脊柱和骨盆之间有明确的关系,对颈、腰椎生理前凸和胸椎生理后凸有具体的要求,通过生理前、后凸的调整,使颅骨最终在骶骨/骨盆的纵轴上,矢状面上,使 C7 纵垂线通过 S1 后上缘附近。正常人测量统计结果显示,胸椎后凸和腰椎前凸之间约相差 30°,例如:胸椎后凸为 25°,则腰椎前凸就会调整至 55°,反之亦然。

(3)脊柱矢状面角度的测量及椎体变异

正常脊柱矢状面的测量方法是:C2 椎体与 C7 椎体之间的 Cobb 角为颈椎前凸角度(图 3-2),T5 椎体与 T12 椎体之间的 Cobb 角为胸椎后凸的角度,T10 椎体与 L2 椎体之间的 Cobb 角为胸腰段的角度,T12 椎体与 L5 椎体之间的 Cobb 角为腰椎前凸的角。当椎体数有变异时,可以按 Cobb 角测量调整表(表 3-1)调整,但是胸腰段仍测量 T10 椎体与 L2 椎体之间,其间可以多一个椎体(13 个胸椎)或少一个椎体(11 个胸椎)。了解以上脊柱正常和异常解剖变异以及影像学测量和描述很重要,这些知识可以帮助脊柱外科医生制定明确的手术方案,也有利于同行之间的交流以及对同一种畸形不同治疗方法之间进行比较。

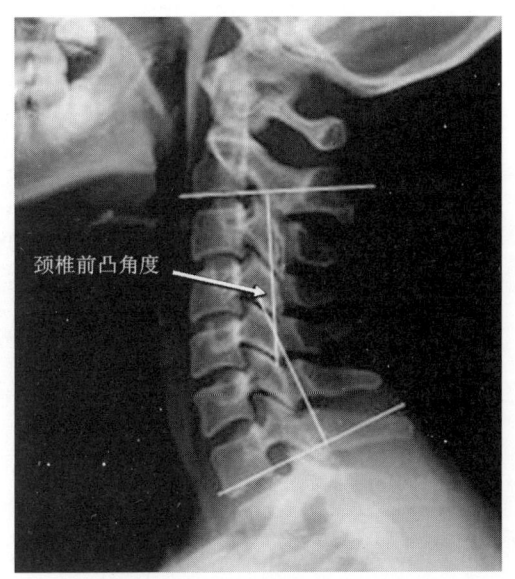

图 3-2 颈椎 Cobb 角

表 3-1 椎体数变异时,Cobb 角测量调整表

脊柱评估	椎体数量	胸椎 Cobb 角	胸腰段 Cobb 角	腰椎 Cobb 角
正常	12 胸椎/5 腰椎	T5～T12*	T10～L2	T12～S1
异常	11 胸椎/6 腰椎	T5～T12*	T10～L2	T12*～S1
异常	11 胸椎/5 腰椎	T5～T11	T10～L2	T11～S1
异常	11 胸椎/4 腰椎	T5～T11	T10～L2	T11～S1
异常	13 胸椎/4 腰椎	T5～T11	T10～L2	T12～S1
异常	13 胸椎/5 腰椎	T5～T12	T10～L2	T12～S1

*第 1 腰椎相当于 T12

第二节 脊柱各部位常见测量

一、颈椎

1. 颈椎生理曲度的测量(图 3-3)

颈椎 X 线侧位像上,从枢椎齿状突的后止缘至第 7 颈椎后下作直线,通过颈椎椎体后缘作弧线,测量直线与弧线之间的最大距离。

正常为 7～17 mm,生理曲度减小或消失见于退变性骨关节病、寰枢关节脱位、类风湿关节炎、脊柱屈曲损伤、椎旁肌肉痉挛等,生理曲度加大见于前纵韧带损伤等。

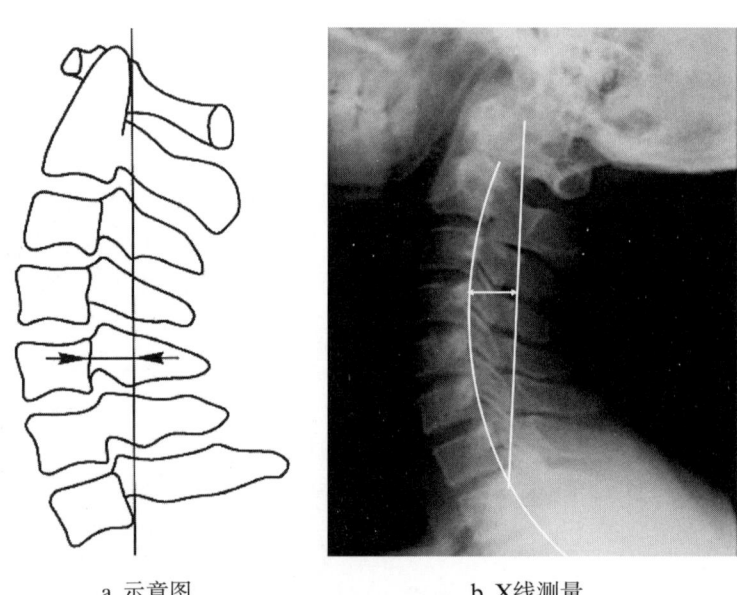

a. 示意图　　b. X 线测量

图 3-3 颈椎生理曲度的测量

2. 寰椎齿状突间的距离(ADI)和脊髓有效空间(SAC)(图 3-4)

X 线侧位像上,从寰椎前结节后面到齿状突前缘的距离,正常情况下,小儿(3～15 岁)为 1～4 mm,成人小于 2.5 mm。

侧位像上,从齿状突后缘至椎后弓前缘的距离,称为脊髓有效空间(SAC),即颈1的椎管矢状径,正常情况下为25～30 mm。

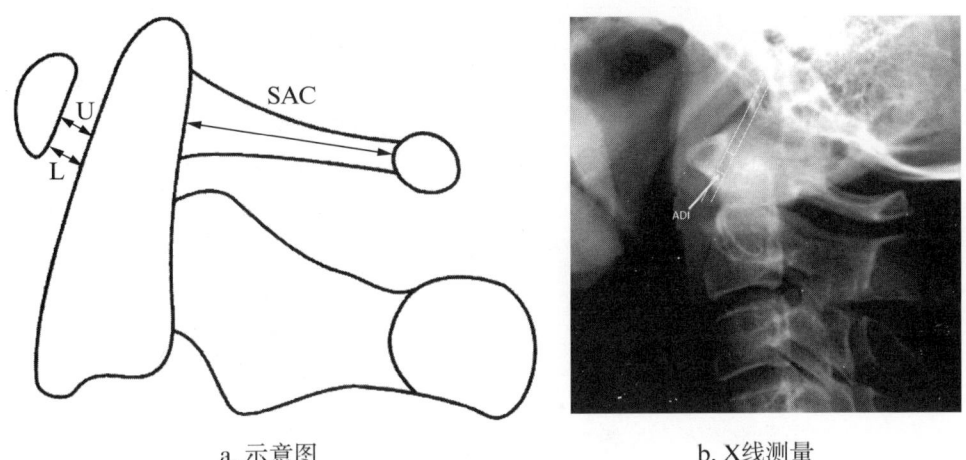

图3-4 寰齿间距(ADI)和脊髓有效空间(SAC)(a—b)

(U:upper ADI,L:lower ADI,通常U≈L;SAC:脊髓有效空间)

3. Power比值

颈椎侧位片上,枕骨大孔前缘至寰椎后弓前缘的距离和枕骨大孔后缘至寰椎前弓后缘的距离之间的比值,为Power比值,正常情况下,此比值小于1(图3-5)。

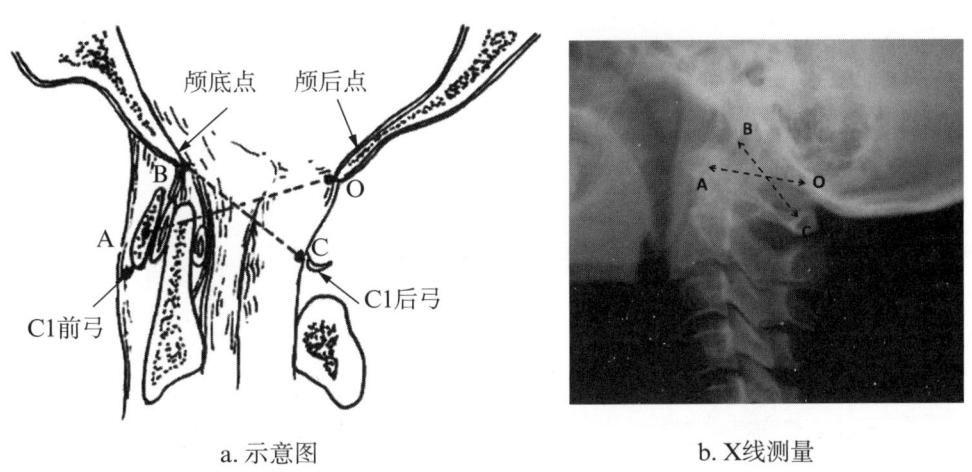

图3-5 Power比值测量(a—b)

(A:C1前弓,B:颅底点,C:C1后弓,O:颅后点)

4. 颈7铅垂线 C7 PL(C7 plumb line)

颈7铅垂线是指人体直立状态下,通过第7颈椎棘突的铅垂线,这条铅垂线可以反映人体的平衡状态。在影像学测量上,是拍摄一张站立位的脊柱全长正侧位片,下方包括股骨头和骶骨。从颈7椎体中心向下划一条与平片边缘平行的直线,正常情况下,冠状面上此线通过骶1椎体中点和耻骨联合;矢状面上,此线接近骶1椎体后缘(图3-6)。

5. 颈椎椎管矢状径

椎管的大小随着椎体的活动在不断变化,颈椎椎管矢状径一般指颈椎侧位及过伸、过屈位片上,

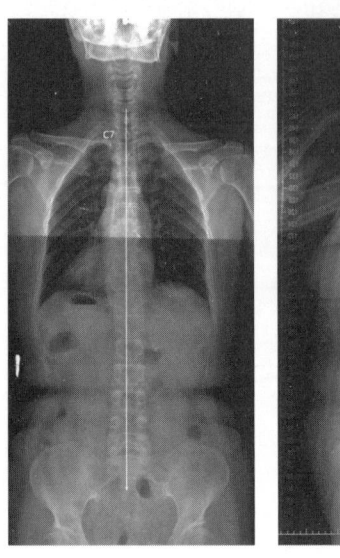
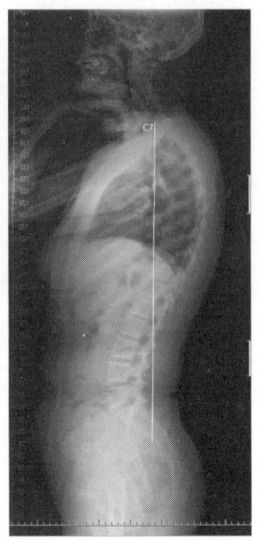

　　　　a. 正位　　　　　　　b. 侧位

图 3-6　颈 7 铅垂线(a—b)

椎体后缘中点至两侧椎板接合部的最近一点的距离。正常情况下,颈椎椎管矢状径的平均值,以颈 1 及颈 2 最大,为 25～30 mm,颈 3 到颈 7 逐渐减少,相邻椎骨的椎管直径相差不超过 2 mm,正常一般在大于 13 mm,女性小于男性约 1 mm(图 3-7)。

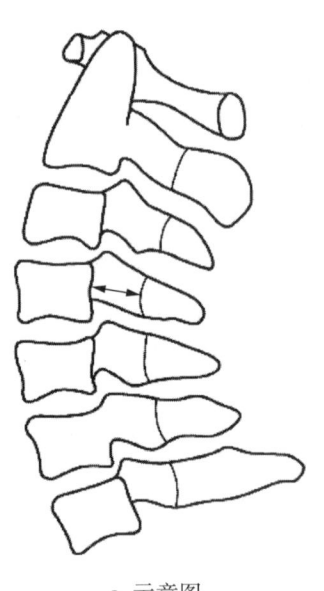
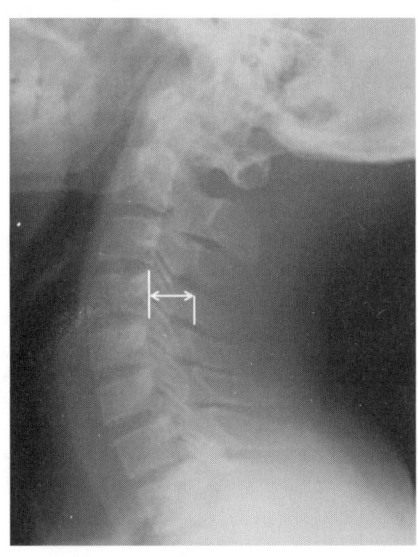
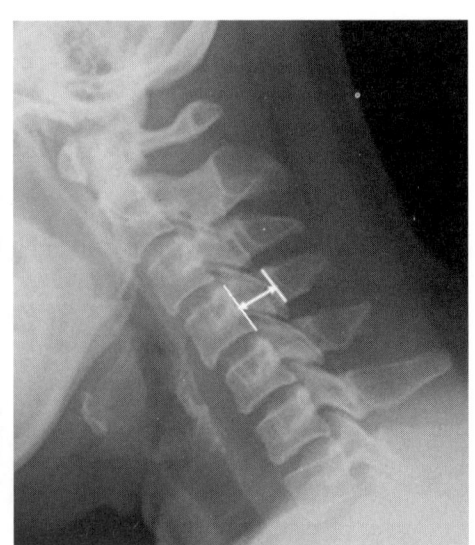

　　a. 示意图　　　　　　b. 颈椎过伸位　　　　　　c. 颈椎过屈位

图 3-7　颈椎椎管测量(a—c)

二、胸椎

脊柱的矢状位指数(SI)正常情况下,相邻两个椎体上终板成一定的夹角。椎体变形或椎间盘退变后,此夹角发生改变,出现节段性前凸或后凸。矢状位指数是指脊柱在某个运动节段上节段性前、后凸的测量值,后凸记为正值,前凸记为负值。它是某一椎体矢状位上的实际变形与正常脊柱中标准形态校正得出的数值,反应的是脊柱某一节段相对于正常情况下的净变形。

矢状位指数(SI)=相邻两个椎体上终板的实际夹角－正常情况下相邻两个椎体上终板的夹角。脊柱矢状位指数测量见图3-8。

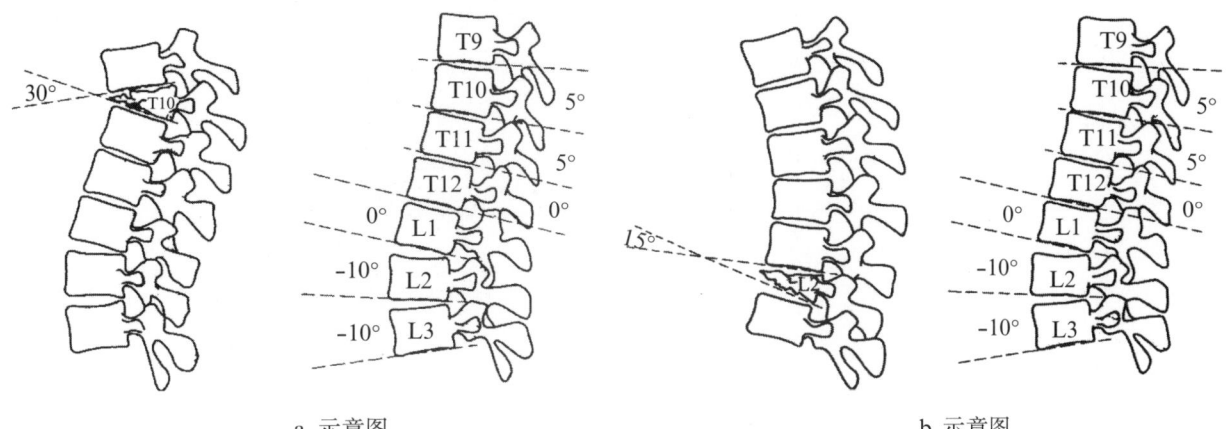

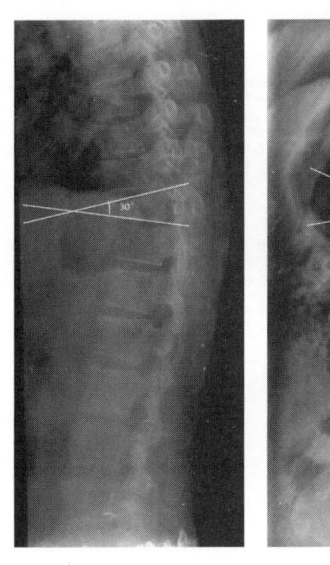

图3-8 脊柱矢状位指数测量(a—d)

(图3-8a、图3-8b;引自:刘云鹏等.骨关节损伤和疾病的诊断分类及功能评定标准.北京:清华大学出版社,2001)
(图3-8a:胸$_{10}$的矢状位指数:胸$_{10}$的生理弧度为5°,压缩变形后为30°,故胸$_{10}$的矢状位指数为30°－5°＝25°;图3-8b:腰$_2$的矢状位指数:腰$_2$的生理弧度为前凸10°,压缩变形后为15°,故腰$_2$的矢状位指数为15°－(－10°)＝25°,腰$_2$的15°实际上是代表一个25°的真正变形;图3-8c:胸$_{10}$的矢状位指数为30°－5°＝25°;图3-8d:腰$_1$的矢状位指数为35°－0°＝35°)

三、腰椎

1. 腰椎管前后径X线测量(图3-9)

椎管前后径:在侧位像上测量,即椎体后缘中点至椎弓顶之间的距离。若椎体后缘成凹弧形,则以椎体后上及后下间连线的中点至椎弓顶的距离为准进行测量。腰椎椎管前后径正常下限值:L2为15 mm;L3为14 mm;L4为13 mm;L5为13 mm。一般12 mm以下为狭窄。

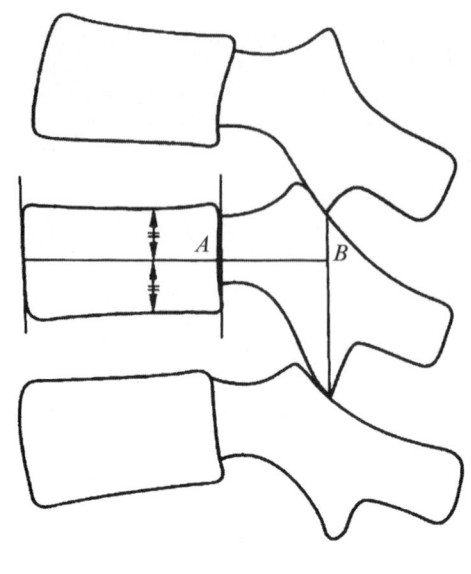 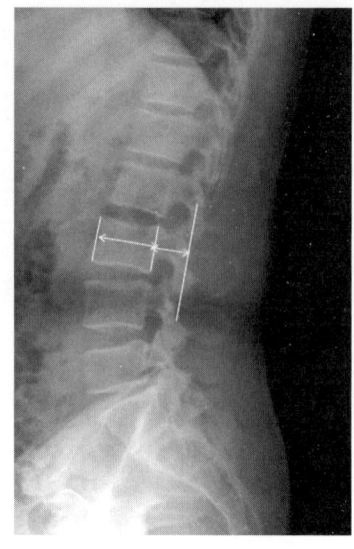

a. 示意图　　　　　　　　　b. X线测量

椎管矢状径正常下限值
腰$_2$：15 mm
腰$_3$：14 mm
腰$_4$：13 mm
腰$_5$：13 mm

图 3-9　腰椎椎管测量（AB 间的距离）（a—b）

2. 腰椎管椎体比积（图 3-10）

腰椎管矢状径 A 和冠状径 B（即椎弓根间距）的乘积，与同一椎体矢状径 C 和冠状径 D 的乘积之比，均以椎体中部最狭小处的数值为准。正常椎管椎体比例 AB∶CD＝1∶4，若此值小于 1∶4.5，则认为有椎管狭窄的可能。

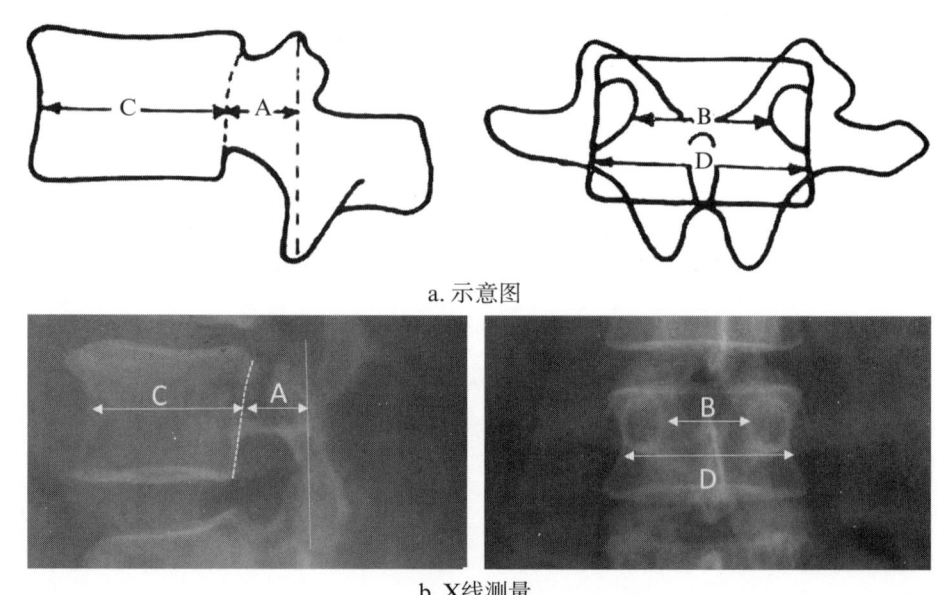

a. 示意图

b. X线测量

图 3-10　腰椎椎管椎体比积 AB∶CD（a—b）

3. 腰椎指数（lumbar index）

腰椎在矢状面上呈前凸，一方面是因为椎间隙前高后低，另外一方面是因为腰椎椎体前缘高度较后缘高，腰椎椎体后缘高度与前缘高度之比即为腰椎指数，正常人为 89%，腰椎滑脱患者低于此值，在 X 线侧位片上椎体呈梯形（图 3-11）。

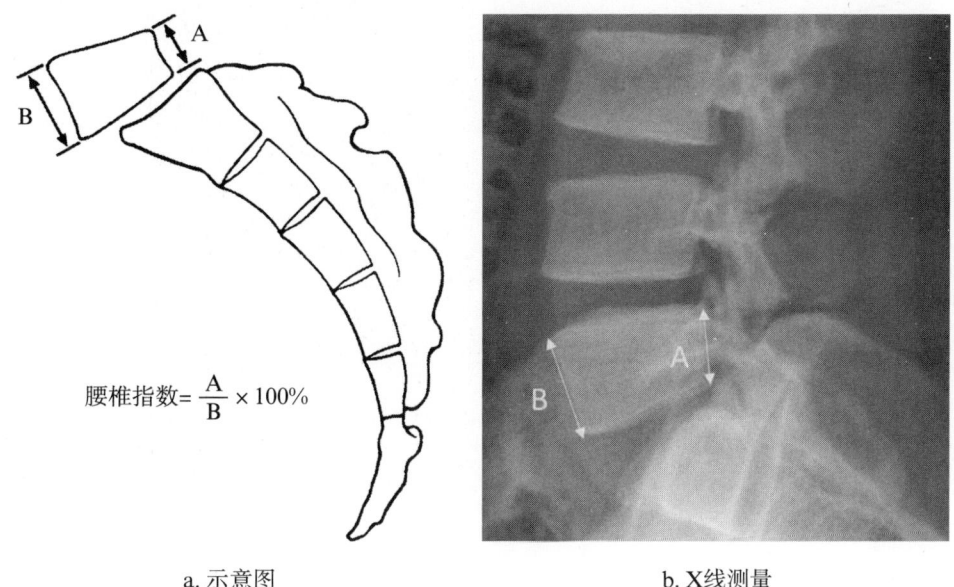

a. 示意图　　　　　　　　　　b. X线测量

图 3-11　腰椎指数测量法(a—b)

四、骶椎及骨盆

骶骨及骨盆是脊柱的基座,将躯干部的负荷向下肢传导,所以骶骨及骨盆的三维形态及发育结构对脊柱及躯干的平衡至关重要。一些参数可以反映骶骨和骨盆对平衡的影响。

1. 骨盆指数

骨盆指数也称骨盆入射角(pelvic incidence, PI),指站立位侧位片上,骶1椎体中点到股骨头中点的连线与骶1上终板的垂线所构成的角。当双侧股骨头未重叠时,以两股骨头中点连线的中点作为测量时的股骨头中点。正常情况下,PI在35°~85°,平均52°。出生至成人,PI值逐渐加大,至成年后趋于稳定,PI小,为垂直骨盆,对矢状位平衡代偿能力小,易腰痛和滑脱;PI大,为水平骨盆,对矢状位平衡代偿能力大。PI与理想的腰椎前凸(lumbar lodosis, LL)的关系为:LL=PI+9,可以指导腰椎前凸矫形(图3-12)。

2. 骶骨倾斜角(sacral slope, SS)

骶骨倾斜角,也称为腰骶角,是指骶骨上缘与水平面的夹角,此角的正常值为34°,进行性滑脱时,此角增大(图3-12)。

3. 骨盆倾斜度

骨盆倾斜度(pelvic tilt, PT)为骶1椎体中点到股骨头中点的连线与颈7铅垂线C7 PL所构成的夹角。PT反映了骨盆绕股骨头旋转调节矢状面平衡的能力。理论上认为PT<25°。正常情况下,PI=PT+SS,PT<50%PI(图3-12)。

4. 骨盆倾斜指数

骨盆侧位片上,骶2椎体中心到L5椎体中心垂线的距离与其到股骨头中心垂线距离的比值(A/B×100%),用以评估腰$_5$及骶骨与股骨头中心的位置关系,正常情况下其指数接近1。比例越小,表示股骨头越前移,骨盆越后倾,提示腰骶移行部(lumbosacral junction)失稳,滑脱进展,保守治疗失败(图3-13)。

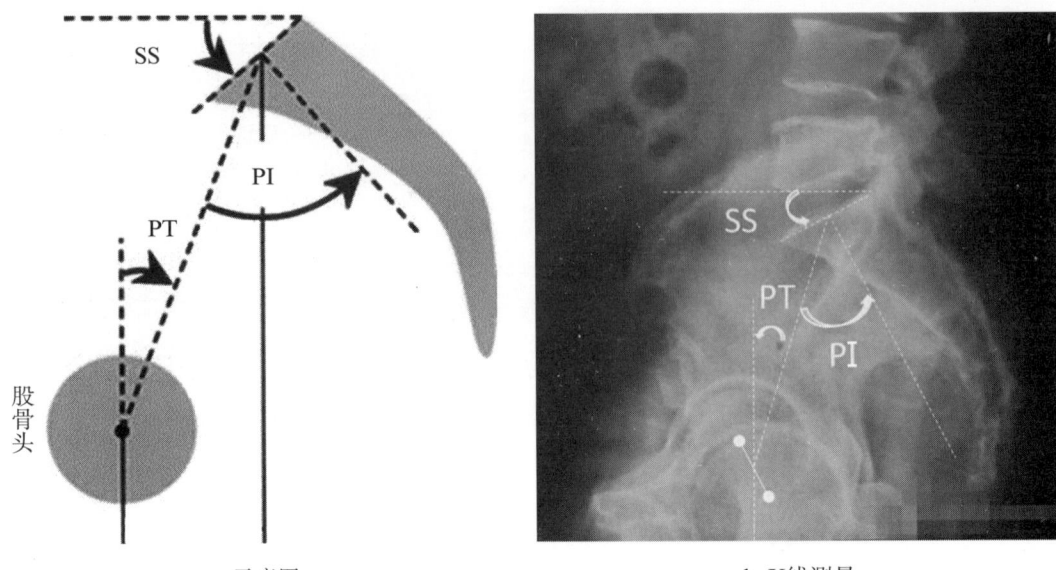

a. 示意图　　　　b. X线测量

图 3-12　SS、PT、PI 示意图(a—b)

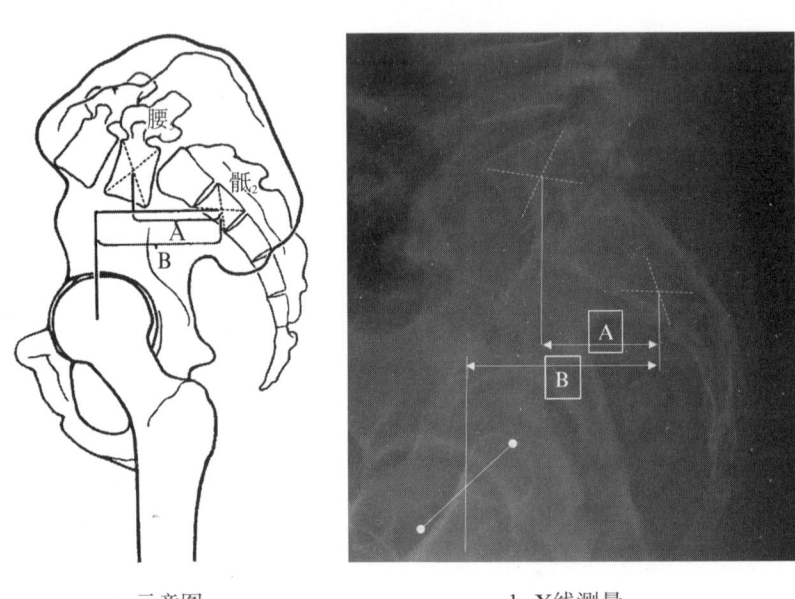

a. 示意图　　　　b. X线测量

图 3-13　矢状面骨盆倾斜指数测量法(a—b)

五、椎前及椎旁软组织

1. 颈椎

咽后间隙指 X 线侧位片上，枢椎椎体前下缘与咽后壁的距离，正常儿童约 3.5 mm(2~7 mm)，成人约 3.4 mm(1~7 mm)。

气管后间隙指 X 线测位片上，第 6 颈椎椎体前下缘与气管后壁的距离，正常儿童约 7.9 mm(5~14 mm)，成人约 14 mm(9~22 mm)(图 3-14)。

2. 胸椎

前后位像上，沿胸椎之左侧，由第 4 胸椎至第 10 或 11 胸椎，可见一条密度增高线，称椎旁线，系

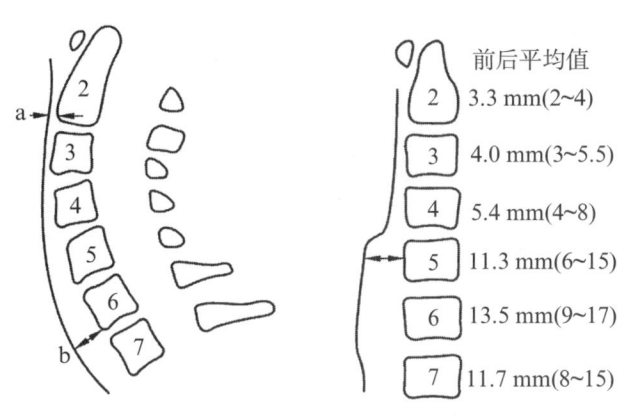
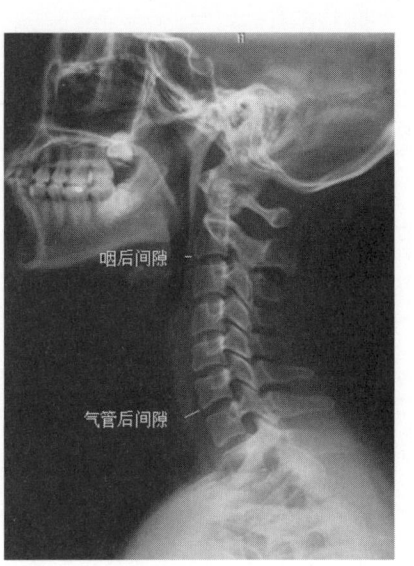

a. 咽后间隙与气管后间隙示意图及正常平均值　　b. X线测量

图 3-14　咽后间隙与气管后间隙（a—b）

左肺内缘后部胸膜反褶形成。椎旁线可因脊椎之病变而出现分段性突出等改变,对诊断有帮助。

3. 腰椎

腰椎正位片上,腰椎两旁的腰大肌,呈自内上向外下斜行三角形软组织影,椎旁脓肿可使腰大肌膨隆(图 3-15)。

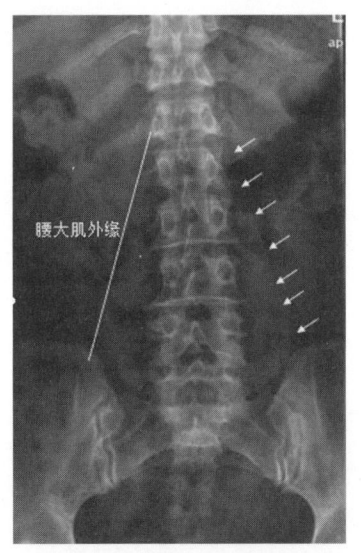

图 3-15　X线片提示椎旁腰大肌影

参 考 文 献

［1］李萌,余建明,秦维昌. 医学影像技术学：X线摄影技术卷. 北京：人民卫生出版社,2011.
［2］贾宁阳. 脊柱外科影像诊断学. 北京：人民卫生出版社,2013.
［3］孟悛非译. 脊柱与脊髓影像诊断学. J. W. M. Van Goethem, L. van den Hauwe, P. M.

Parizel 主编. 北京：人民卫生出版社，2009.

[4] 刘云鹏，刘沂. 骨关节损伤和疾病的诊断分类及功能评定标准. 北京：清华大学出版社，2001.

[5] 夏玲娣，郝强，王飞. 骨关节疾病影像诊断图谱. 上海：第二军医大学出版社，2014.

[6] 段承祥. 脊柱影像学. 北京：化学工业出版社医学出版分社，2007.

[7] 荣独山. X线诊断学. 第2版. 上海：上海科学技术出版社，2000.

[8] Robert BD, George B Ed. Mercer's Orthopaedic Surgery. Ninth Edition, New York：Oxford University Press，Inc，1996.

[9] Powers B, Miller MD, Kramer RS, et al. Traumatic atlantooccipital dislocation with survival. Neurosurg，1979，4：12-17.

[10] Wholey MH. The lateral roentgenogram of the neck. Radiology，1958，71：350-356.

[11] Farcy JPC, Weidenbaum M, Glassman SD. The sagittal index in the management of thoracolumbar burst fractures. Amsterdam. SRS, September，1989.

第四章 枕颈部畸形测量

枕颈部畸形(craniovertebral anomalies),又称枕骨大孔区畸形,最早报道于1911年,泛指枕骨大孔区及上颈段的发育异常,包括齿突畸形、扁平颅底、寰枕融合、颈椎分节不全(Klippel-Feil综合征)、颅底陷入、寰枢椎脱位、小脑扁桃体下疝畸形(Arnold-Chiari畸形)等。这几种畸形可以单独发生,也可同时存在。单独发生的扁平颅底、寰枕融合或颈椎分节不全一般无临床症状,大多无需处理。颅底陷入、寰枢椎脱位、小脑扁桃体下疝畸形较为常见,且易引起功能障碍。

判断枕颈部稳定与否的基本依据是摄枕颈部过伸、过屈侧位X线断层片。有多种测量方法运用于枕颈部畸形的诊断与治疗。

第一节 枕颈部常见检查方法

枕颈部畸形常见检查分为X线平片、CT及MRI,X线平片最为常用,包括全部颅底及上颈椎的标准头颅侧位片多可确立诊断。当X线平片或临床症状提示枕骨或颈椎有病变时,可进行CT或MRI检查,对发现枕大池变窄、脑积水及可能并发的小脑扁桃体延髓畸形有重要诊断价值。

一、X线平片

这是枕颈部畸形最为常用的检查方法,包括全部颅底及上颈椎的标准头颅侧位片多可发现病变类型。常用的测量方法是Chamberlain(钱伯伦)线(硬腭后缘与枕骨大孔后上缘连线)、McGregor(马格芮格)线(硬腭后缘与枕骨鳞部外板最低点连线)、McRae(马克锐)线(枕骨大孔前后缘的连线)。因其测量所需的骨性结构在各年龄段均可显示,McGregor线最适合于筛查。

二、CT、CT颅底三维成像、CT椎管造影

这是颈交界区的各种CT图像,明显优于X线平片,可以从不同角度立体地观察寰枕区域骨结构,尤其对寰枕融合的程度,齿状突的位置、大小、形态,寰枕关节的稳定性,以及枕骨缘内陷和枕骨大孔狭窄的情况的判断更加直观、具体,还有助于了解脑室系统和枕骨大孔区神经结构的受压情况。

三、磁共振

确认有无伴发的神经结构的畸形及被压迫的情况,如有无小脑扁桃体下疝、脑室扩大等情况。

第二节　枕颈部常用测量径线

一、Chamberlain（钱伯伦）线

又叫腭-枕线，从硬腭后端的上缘至枕骨大孔后上缘的连线（图4-1）。正常情况下齿状突顶点应低于此线，如超出此线3 mm即可诊断为颅底陷入。有时，枕骨大孔后缘常在X线片上显示不清，也可因颅底凹陷后缘也随之内陷，影响测量结果。齿突尖在连线上方为正值，在下方为负值。

正常范围：0～3岁：−3.4（−6～0）mm；4～10岁：−1.88（−6～0）mm；11～14岁：−1.00（−6～0）mm；成人：−2.95（−6～0）mm。

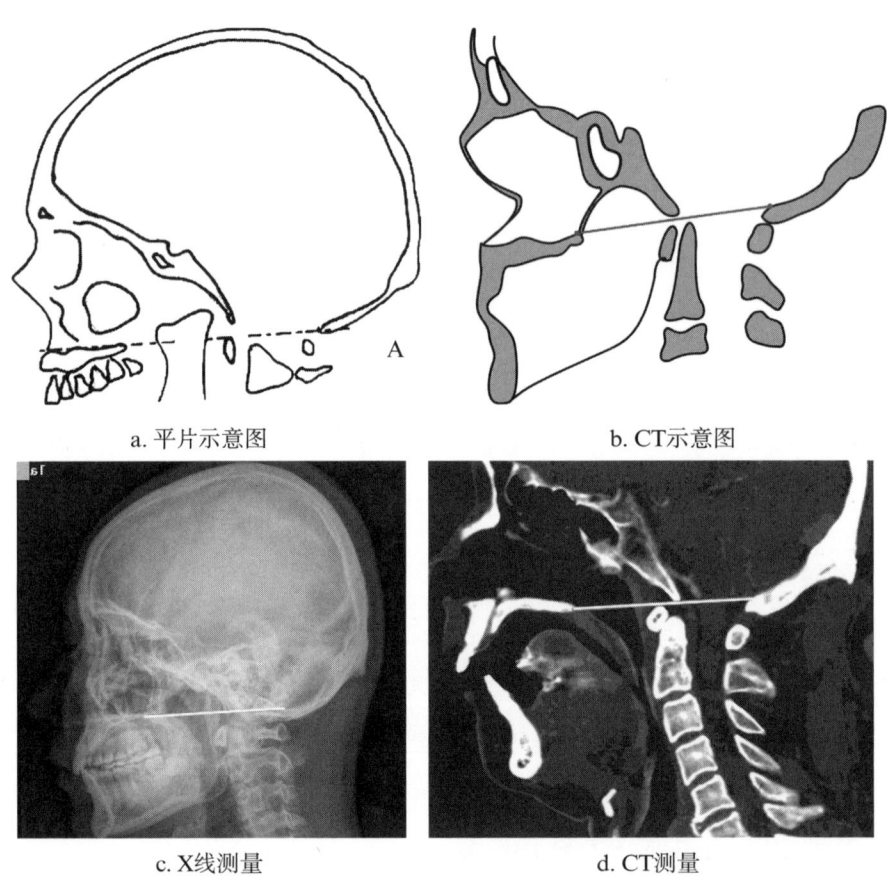

a. 平片示意图　　　　　　　　b. CT示意图

c. X线测量　　　　　　　　d. CT测量

图4-1　Chamberlain（钱伯伦）线（a—d）

二、McGregor（马格芮格）线

又叫基底线，从硬腭后缘至枕骨大孔后缘最低点连线（图4-2）。正常时齿状突顶点位于此线之上，但不超出此线5 mm，若超出此线9 mm即可诊断为颅底凹陷。此线避免了Chamberlain线的缺点，因此最适合用于筛查。齿突尖在连线上方为正值，在下方为负值。

正常范围：0～3岁：−1.64（−5～0）mm；4～10岁：2.09（−1～5）mm；11～14岁：1.33（−3～5）mm；成人：−0.16（−8～7）mm。

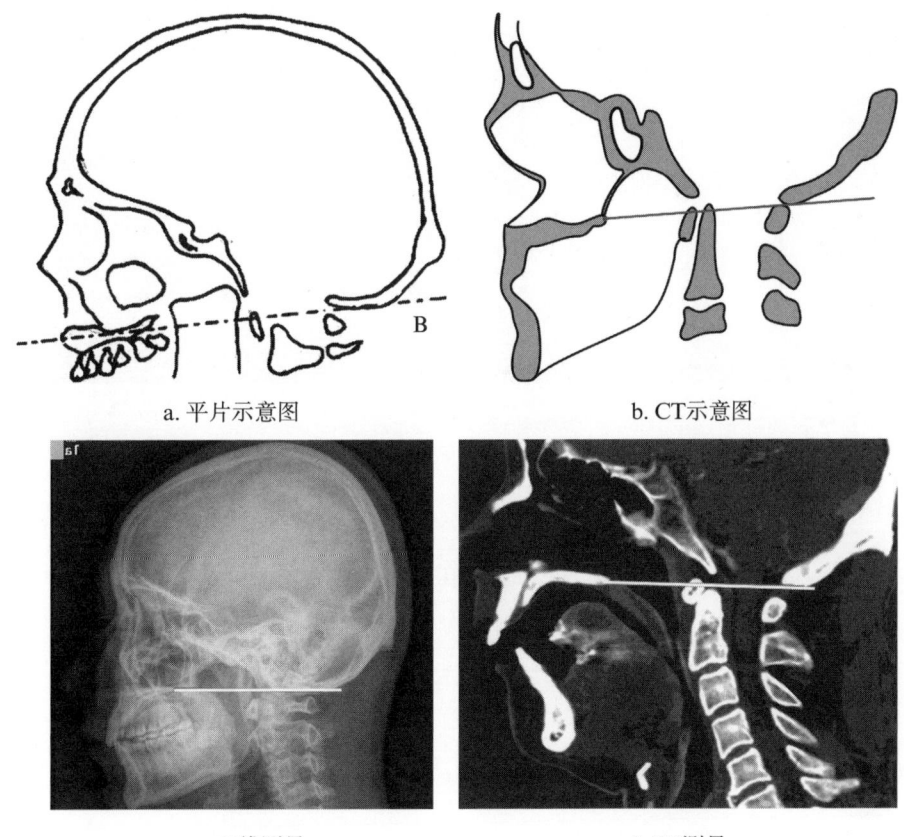

a. 平片示意图　　　　　　　　　b. CT示意图

c. X线测量　　　　　　　　　d. CT测量

图 4-2　McGregor(马格芮格)线(a—d)

三、McRae(马克锐)线

又叫枕骨大孔线,为连接枕骨大孔前下缘与后上缘的连线(图 4-3)。正常情况下,齿状突顶端不超过此线;如超过此线 6.6 mm 可诊断为颅底陷入。临床上,可因枕骨大孔内嵴增厚、斜坡与枕骨大孔后唇内陷,以及寰枕融合等均可造成枕骨大孔的狭窄,而齿状突的相对位置可无明显变化,故测量枕骨大孔的前后径比齿状突的相对位置更有临床意义;当枕骨大孔前后的矢状线小于 20 mm 时,会出现神经系统症状。此线无助于诊断,而用以表明齿状突凸入枕骨大孔程度。据 McRae 观察,齿突位于此线之下时很少出现症状。反之则多有症状。有时由于面部畸形,硬腭的位置发生改变,或齿突发育不良,上述测量准确

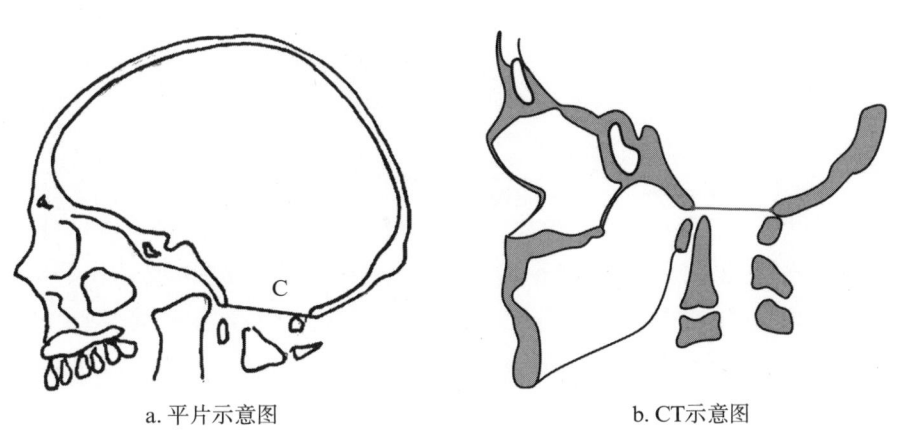

a. 平片示意图　　　　　　　　　b. CT示意图

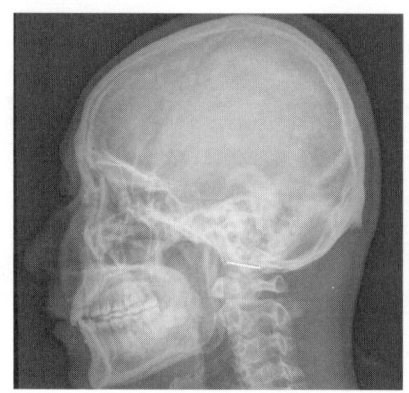
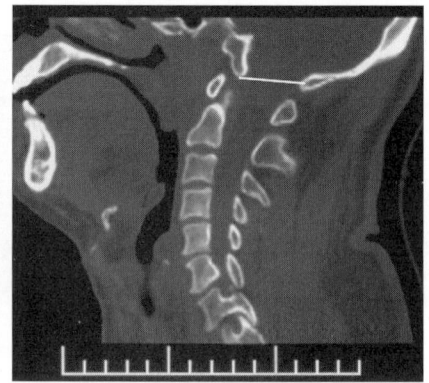

c. X线测量　　　　　　　　d. CT测量

图4-3　McRae(马克锐)线(a—d)

性则受影响,在冠状面断层片上做下面的测量有助于诊断。齿突尖在连线上方为正值,在下方为负值。

正常范围：0～3岁：−7.17(−9～−5)mm；4～10岁：−4.29(−7～−2)mm；11～14岁：−6.33(−10～−3)mm；成人：−6.11(−13～−1)mm。

四、Wackenheim线

此线为颅底斜坡的延长线。正常时,该线与齿突尖部相切(图4-4)。若齿突尖超过此线,提示颅底凹陷。

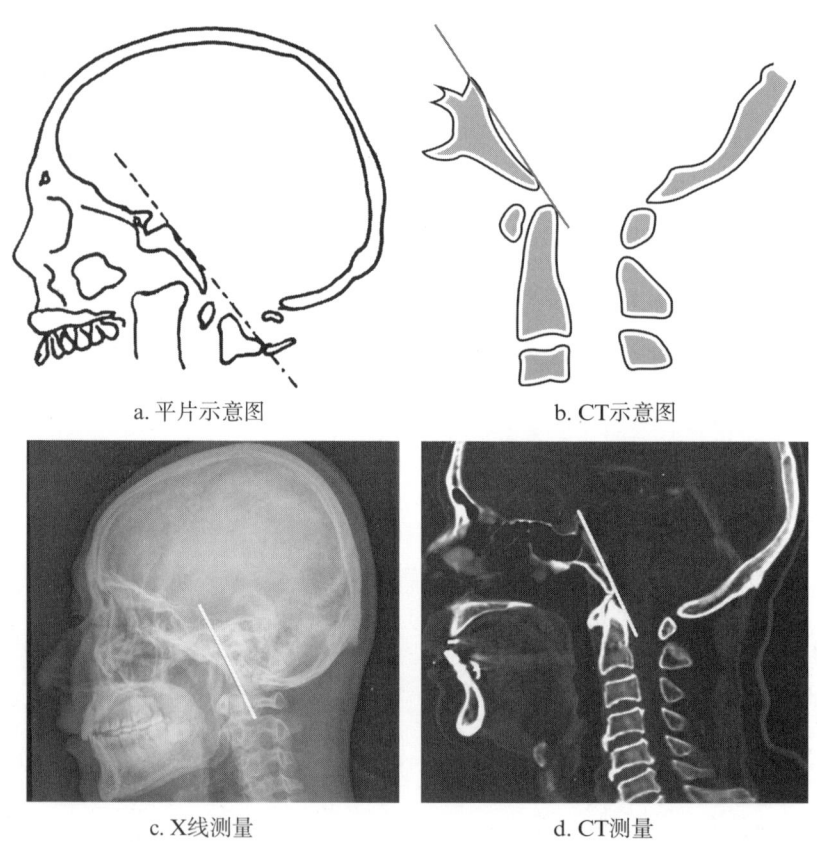

图4-4　Wackenheim线(a—d)

五、双乳突线和 Fishgold-Metr 线（zge 二腹肌沟线）

双乳突线为双乳突尖的连线（图 4-5，E 线），正常齿突尖在此线上 2 mm 以内，如超过此线 10 mm 以上为颅底陷入，通常不低于此线 3 mm。

二腹肌沟线为颅底两侧二腹肌沟之间的连线，即双侧乳突基部内侧面的连线（图 4-5，F 线），一般齿状突顶点在此线下 5～15 mm（平均 7 mm），正常情况下齿状突顶点在此线下方，如齿状突顶点接近此线，甚至超过此线，提示为扁平颅底或颅底凹陷。

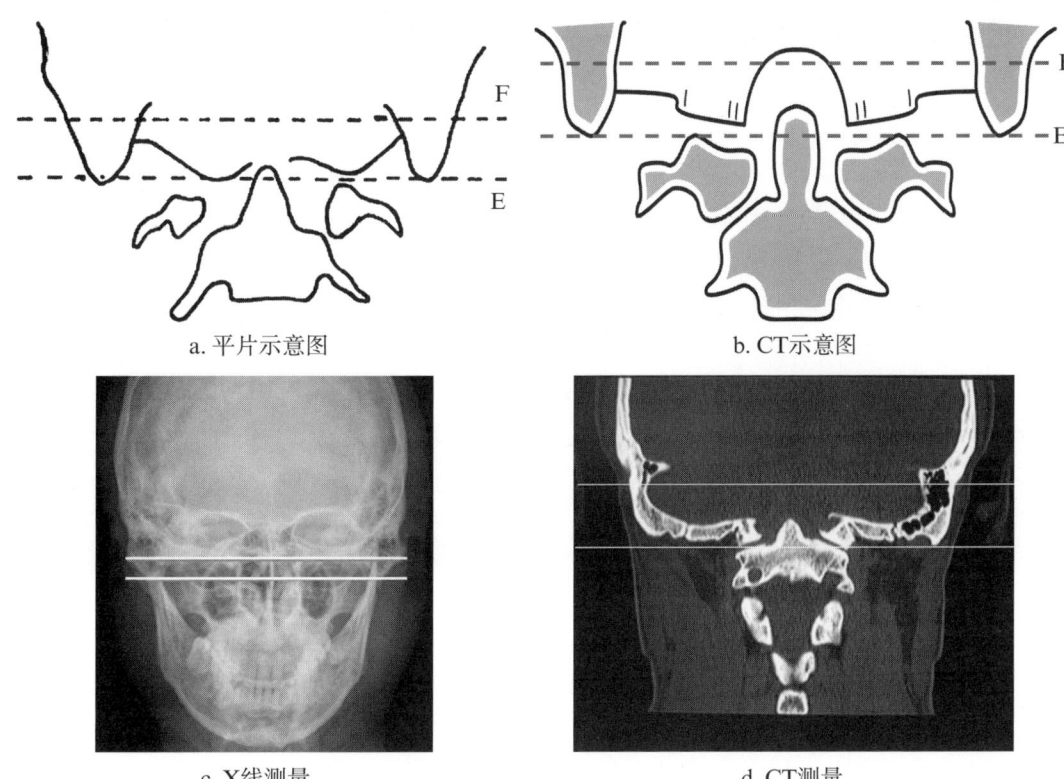

a. 平片示意图　　　　　　　　b. CT 示意图

c. X 线测量　　　　　　　　d. CT 测量

图 4-5　双乳突线（E 线）和 zge 二腹肌沟线（F 线）（a—d）

六、Schmidt-Fischer 角

此角又称寰枕关节角，由与两侧寰枕关节面相平行的两线的夹角（图 4-6）。正常值为 125°，如果此角大于 150°，可疑颅底陷入。

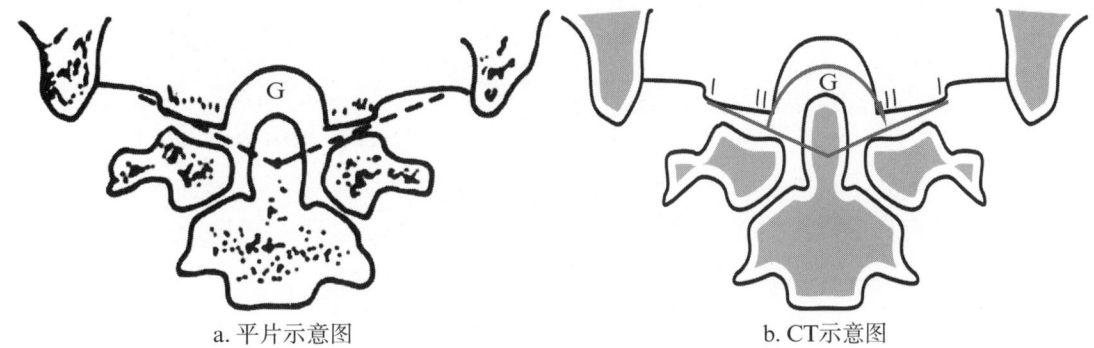

a. 平片示意图　　　　　　　　b. CT 示意图

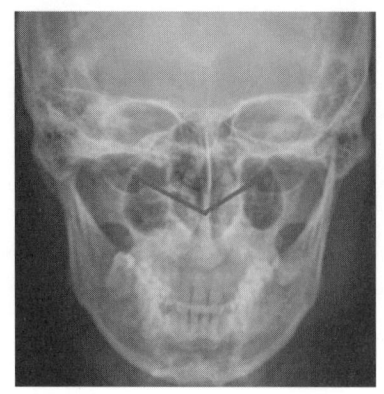
c. X线测量

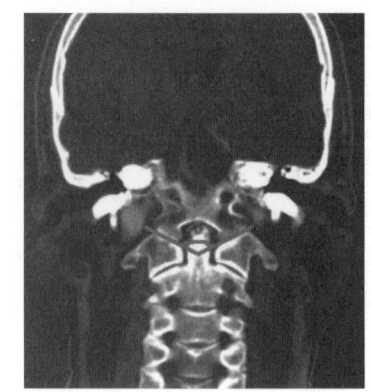
d. CT测量

图 4-6　Schmidt-Fischer 角(a—d)

七、Klaus(克劳斯)高度指数

　　Klaus(克劳斯)高度指数指齿状突顶点到鞍结节与枕内隆突连线的垂直距离(图 4-7)。正常为 44～45 mm，36～40 mm 为颅底扁平，若小于 30 mm 为颅底陷入。

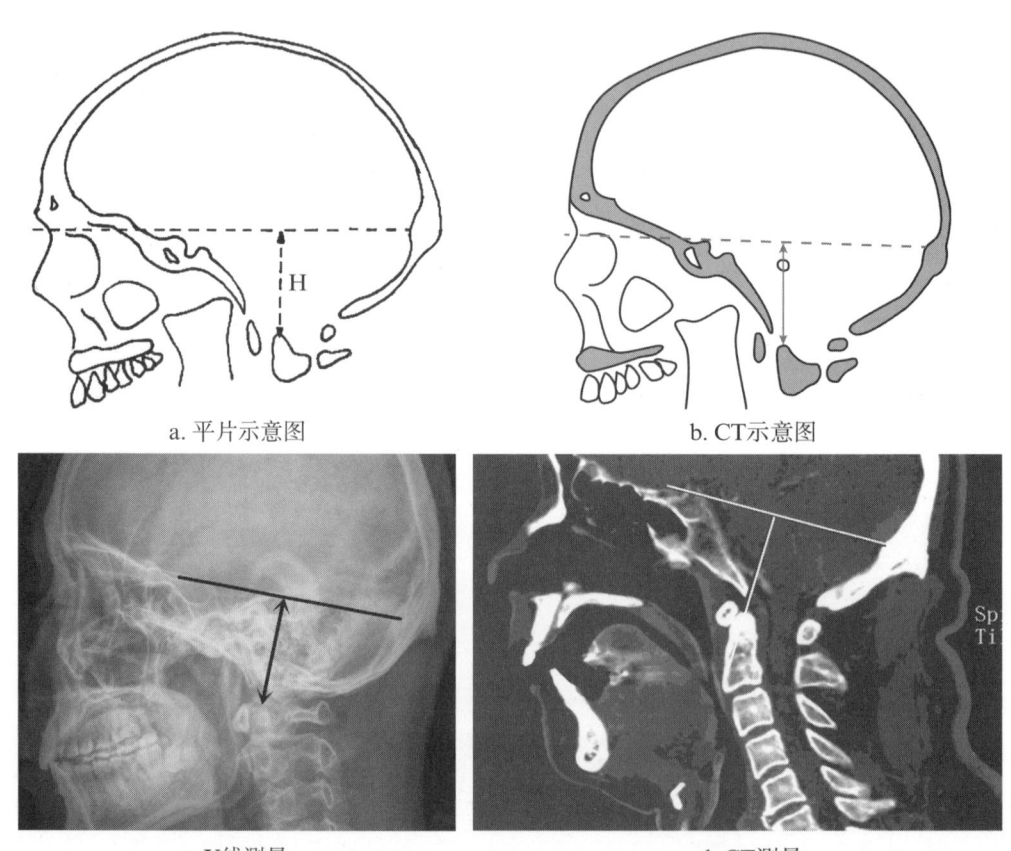

a. 平片示意图　　　　　　　　　b. CT示意图

c. X线测量　　　　　　　　　　d. CT测量

图 4-7　Klaus 高度指数(a—d)

八、外耳孔高度指数

　　头颅侧位片上，外耳孔中心点或两侧外耳孔连线中点至枕骨大孔前后缘连线向前延长线的垂直距离,即为外耳孔高度指数(图4-8)。正常为13~25 mm,平均17.64 mm,小于13 mm即为颅底凹陷症。

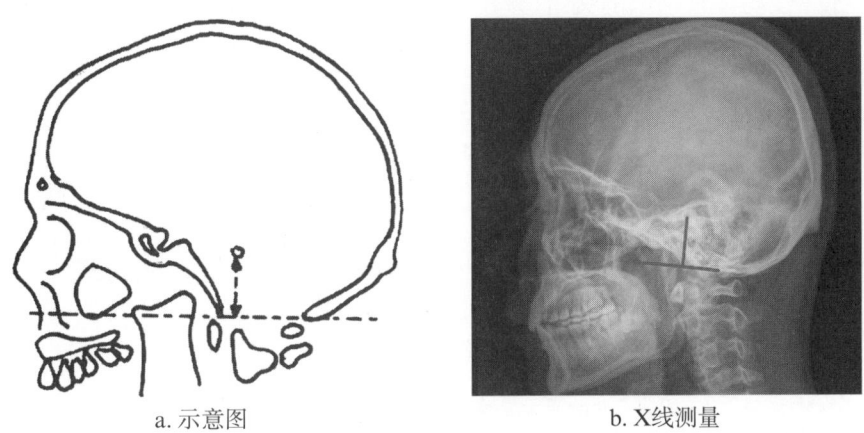

a. 示意图　　　　　　　b. X线测量

图4-8　外耳孔高度指数(a—b)

九、Boogaard角

Boogaard角指枕骨大孔前后缘连线与蝶骨斜坡所形成的角度(图4-9)。该角度正常为119.5°~136°,若大于148°,可诊断为扁平颅底。

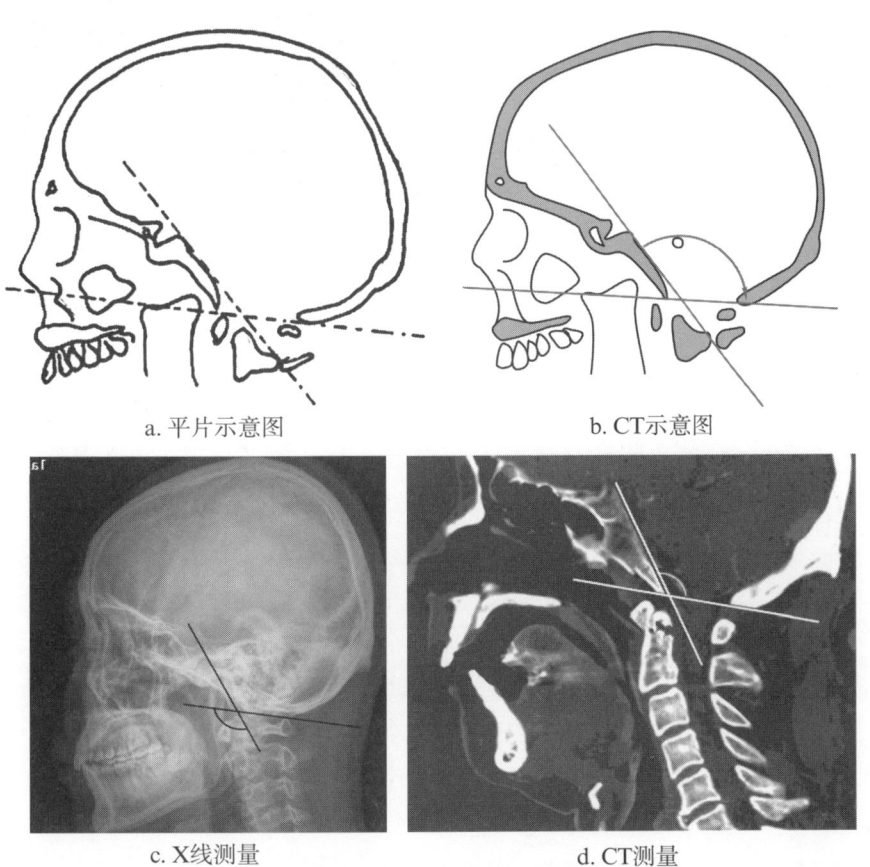

a. 平片示意图　　　　　　　b. CT示意图

c. X线测量　　　　　　　d. CT测量

图4-9　Boogaard角(a—d)

十、Bull 角

此角是硬腭水平线与环椎平面的夹角（侧位），正常时该角度小于13°若大于13°，可诊断为扁平颅底（图4-10）。

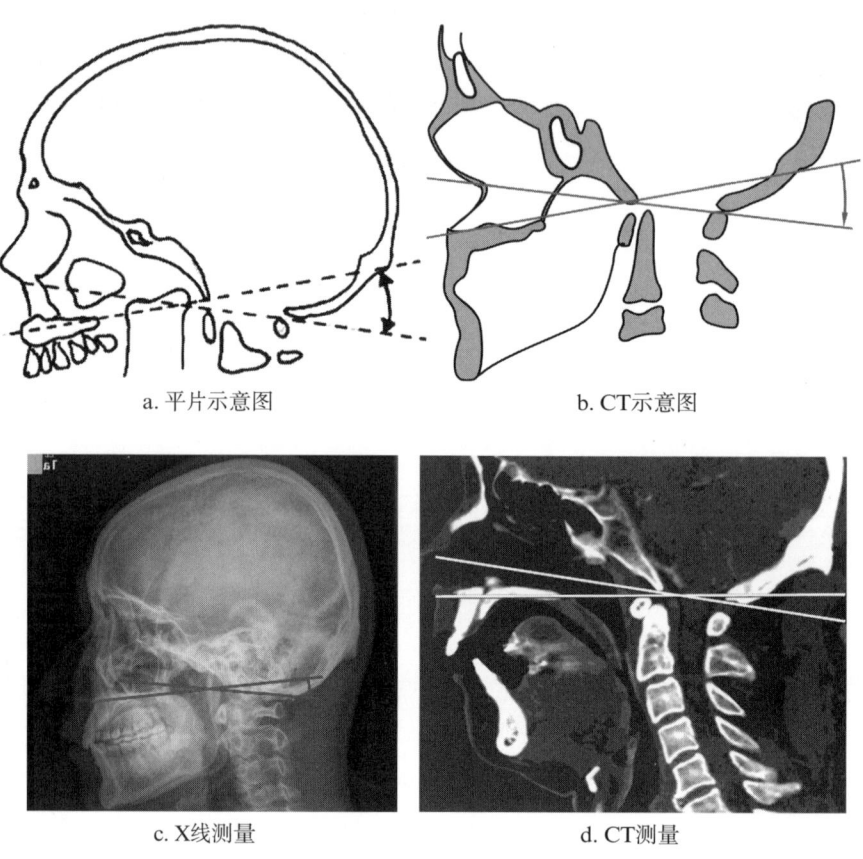

a. 平片示意图　　　　b. CT示意图

c. X线测量　　　　d. CT测量

图4-10　Bull 角（a—d）

十一、Martin 角

此角又称基底角或颅底角，侧位像上，鼻根、蝶鞍中心和枕骨大孔前缘三点连线所形成的夹角（图4-11）。正常情况下基底角正常值为120°～140°，基底角变小无临床意义；基底角大于140°，提示颅底扁平，若大于148°可诊断为扁平颅底。

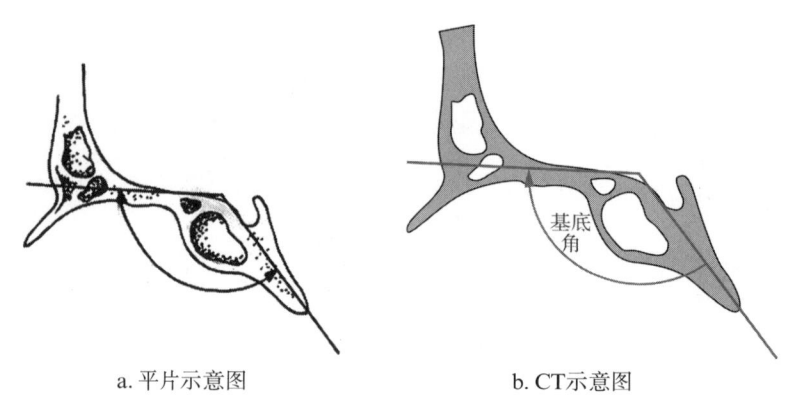

a. 平片示意图　　　　b. CT示意图

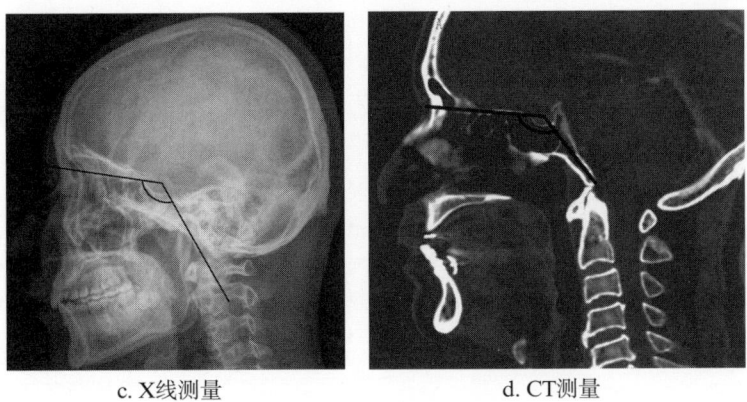

c. X线测量　　　　　　　　　d. CT测量

图 4-11　Martin 角(a—d)

十二、Ranawat 法

侧位 X 线片上,寰椎前、后结节中点连线与枢椎椎体椎弓根影中点的距离,男性正常值 17 mm±2 mm,女性正常值 15 mm±2 mm。小于此值为颅底陷入(图 4-12)。

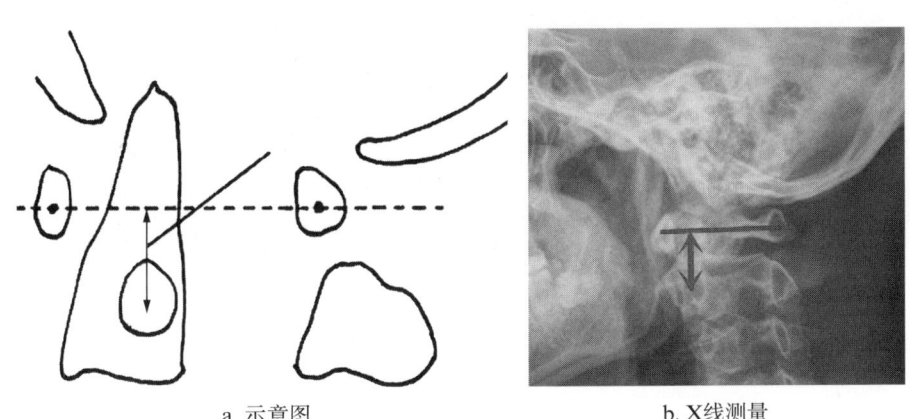

a. 示意图　　　　　　　　　b. X线测量

图 4-12　Ranawat 法(a—b)

十三、Redlund-Johnell 法

又称 R-J 距离,为枢椎体下缘中点到 McGregor 线的垂直距离。正常值男性大于 34 mm,女性大于 29 mm。小于此值即为异常,提示寰枢椎间关节破坏(图 4-13)。

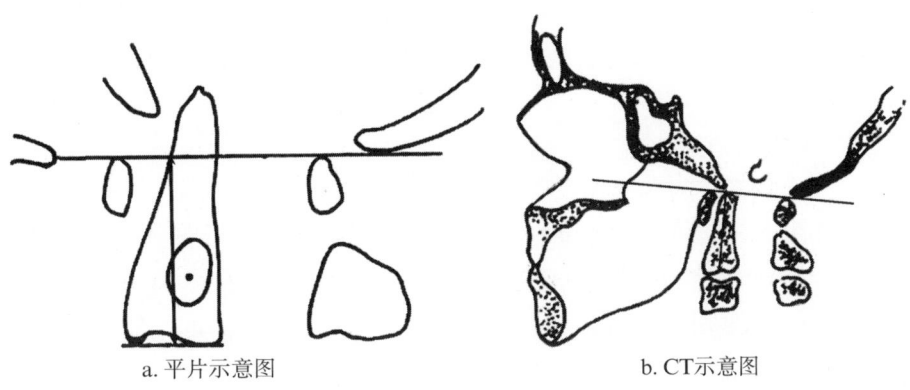

a. 平片示意图　　　　　　　　　b. CT示意图

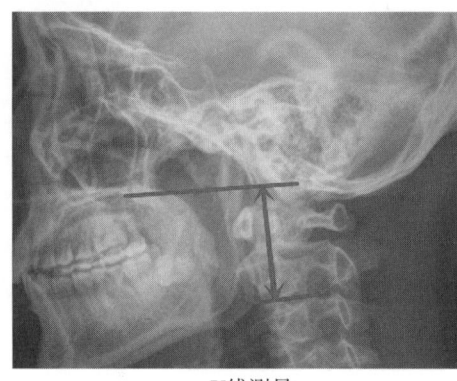
c. X线测量

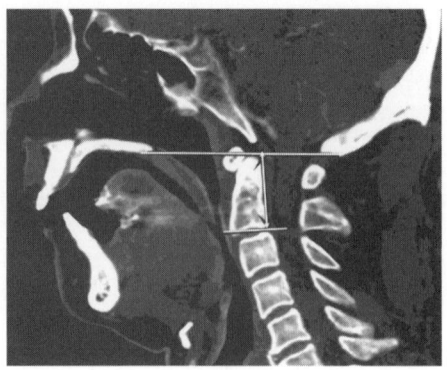
d. CT测量

图 4-13 Redlund-Johnell 法(a—d)

十四、Clark 法

将枢椎分成三等分,正常寰椎应在最上的 1/3 区,即 Ⅰ 区;若寰椎在 Ⅱ 区,提示有轻度颅底下凹陷;若寰椎在 Ⅲ 区,提示为重度颅底凹陷(图 4-14)。

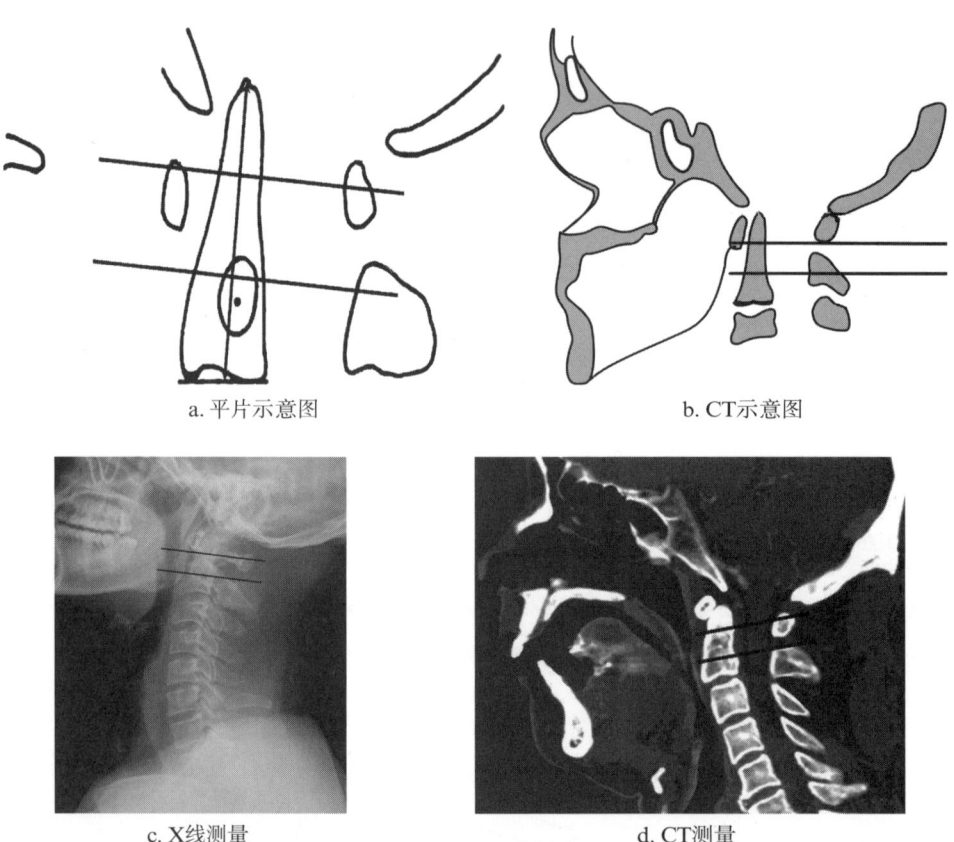

图 4-14 Clark 法(a—d)

枕颈部病变位置深在、解剖复杂,普通的 X 线和常规的 CT、MRI 常常不能很好地观察病变形态及与周围组织的关系,给诊断和治疗带来困扰。图像重建则有利于解决这一问题。其优点是可以从任意角度和切面观察病变,弥补横断面图像的不足,对阻挡视线的结构可以随意切割,能观察到以前人们没有注意到的病变结构,对于外科医生正确诊断疾病、选择手术入路和手术中对周围结构的保护都有着重要意义。断层摄片及CT扫描对了解该部位骨性结构的形态、相互关系,确定其发育缺陷有一定的帮助。CTM(脊髓造影加CT)及MRI对了解神经受压的部位和程度是必要的。MRI尚可以观察神经结构内部的病损状况,有时可以代替CTM及脊髓造影。

参 考 文 献

[1] 营凤增.颅颈交界区畸形.中国现代神经疾病杂志,2012,12(4):382-383.

[2] 王建华.颅底凹陷症的分型及其意义.中国脊柱脊髓杂志,2011,21(4):290-294.

[3] 莫树群,韩立新,曹惠霞,等.MRI测量颈髓延髓角对颅底凹陷症的术前诊断及术后评估价值.医学影像学杂志,2014,24(5):703-705.

[4] 汪敬群,徐文坚,刘吉华,等.枕大孔前后缘深度MRI测量在颅底凹陷症诊断中的价值.中华放射杂志,2005,39(2):187-191.

[5] 巩若箴,周存升,吕京光,等.原发性颅底凹陷的CT表现及径线测量.中华放射学杂志,1997,7:634.

[6] 巩若箴,周存升,柳澄,等.寰枕融合畸形的CT诊断.中国医学影像技术,1991,7:39.

[7] 尹庆水,刘景发.颅脊交界外科手术学.北京:人民军医出版社,2007:79-81.

[8] Chamberlain WE(1939). Basilar impression(platybasia):bizarre developmental anomaly of occipital bone and upper cervical spine with striking and misleading neurologic manifestations[J]. Yale J Biol Med,11:487-496.

[9] Shenglin Wang, Chao Wang. Interobserver and intraobserver reliability of the cervicomedullary angle in a normal adult population. Euro Spine J,2009,18:1349-1354.

[10] Smoker WR, Khanna G. Imaging the eranioeervical junction Childs Nerv Syst,2008,24(10):1123-1145.

[11] Smith JS, Shafrey CI, Abel MF, et al. Basilar invagination. Neurosugery,2010,66(3Suppl):39-47.

[12] Botelho RV, Neto EB, Patriota GC, et al. Basilar invagination:craniocervical instability treated with cervical traction and occipitocervical fixation. Case report. J Neurosurg Spine,2007,7(4):444-449.

[13] Posner MD. Basilar impression—the value of the various radiological criteria. Proc Wkly Semin Neurol,1963,15:26-35.

[14] Schady W, Metcalfe RA, Butler P. The incidence of craniocervical bony anomalies in the adult Chiari malformation. J Neurol Sci,1987,82(1-3):193-203.

[15] Smoker WR. Craniovertebral junction:normal anatomy, craniometry, and congenital anomalies. Radiographics,1994,14(2):255-277.

[16] Vega A, Quintana F, Berciano J. Basichondrocranium anomalies in adult Chiari type I malformation:a morphometric study. J Neurol Sci, 1990,99(2-3):137-145.

第五章　椎管狭窄的测量

椎管因先天发育、退变、创伤、肿瘤、炎症等因素引起的骨及软组织增生、肥厚，造成单或多节段椎管腔绝对或相对性狭窄，产生脊髓、神经根压迫的一系列症状，称为椎管狭窄症。多见于中老年人，以腰椎管狭窄症发生率最高，其次为颈椎和胸椎。

1975～1977年，Verbiest根据椎管中央矢状径（m-s径）和椎管横径的测量将椎管狭窄分为三型：① 绝对型：椎管的中央矢状径小于或等于10 mm（m-s≤10 mm）；② 相对型：椎管的中央矢状径小于或等于10～12 mm（m-s≤10～12 mm）；③ 混合型；中央矢状径小于11.5 mm（m-s≤11.5 mm），则肯定为病理现象。正常情况下，腰椎管的头侧、尾侧的中央矢状径比值小于1 mm、大于1 mm则为异常现象。椎管横径为两侧椎弓根最大距离，平均值为23 mm。其正常值下限为13 mm（X线片为15 mm）。

第一节　颈椎管狭窄的测量

颈椎管狭窄症（cervical spinal stenosis，CSS）是以颈椎发育性椎管狭窄为病理解剖基础，退行性变为诱发因素，以颈脊髓和神经根压迫症状为临床表现的颈椎疾患。根据其病因将颈椎管狭窄症分为四类：① 发育性颈椎管狭窄；② 退变性颈椎管狭窄；③ 医源性颈椎管狭窄；④ 其他病变和创伤所致的继发性颈椎管狭窄，如颈椎病、颈椎间盘突出症、后纵韧带骨化症、颈椎结核、肿瘤和创伤等所致的颈椎管狭窄。上述各疾患均属不同颈椎疾患类别。

对颈椎管狭窄的确诊，影像学检查占有极重要的地位，X线平片是最基本、最常用的检查。颈椎侧位片测量的完整资料应包括：① 椎管矢状径；② 椎体矢状径；③ 功能性矢状径Ⅰ：椎体后下缘到下位脊椎棘突根部前上缘的距离；④ 功能性矢状径Ⅱ：下一椎体后上缘至自体棘突根部前上缘的距离；⑤ Pavlov比值：椎管矢状径/椎体矢状径的比值；⑥ 动态测定颈椎过伸、过屈位功能矢状径Ⅰ和Ⅱ值。功能矢状径反映颈椎管退变状况。

一、颈椎管狭的X线测量

1. 颈椎体矢状径、椎管矢状径的测量和Pavlov比值

颈椎体矢状径是自颈椎体前缘中点至椎体后缘中点的距离，颈椎管矢状径是自椎体后缘中点到椎板连线之最短距离。

正常成人颈椎管矢状径值C1为20～34 mm，C2为18～21 mm，C3～4为12～14.5 mm，C6～7为11～13.5 mm。椎管矢状径由上而下逐渐减小，最狭窄处为C5～6，平均为15 mm。也有资料显示C4水平椎管平均值最小。颈椎管矢状径临界值为13 mm，大于（等于）13 mm为正常，小于13 mm为颈椎管狭窄（图5-1）。

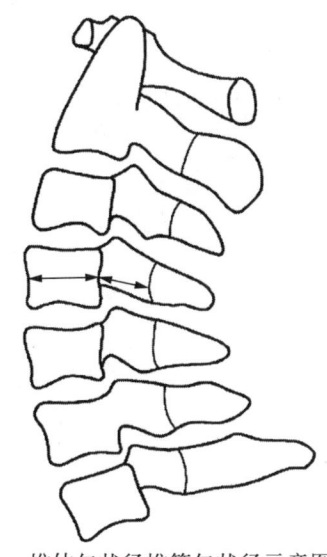 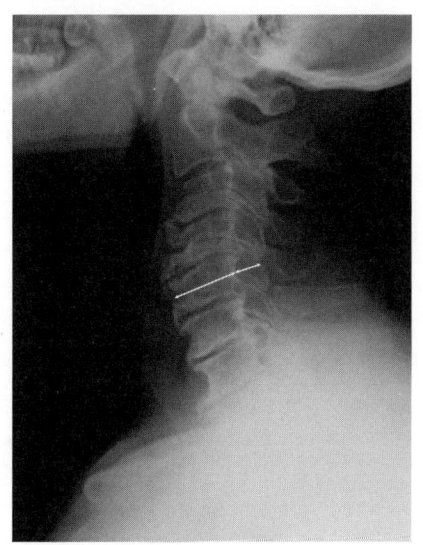

a. 椎体矢状径椎管矢状径示意图　　　　b. X线测量

图 5-1　颈椎管狭窄的测量(a—b)

由于颈椎管和椎体矢状径的测量受 X 线片投照距离和放大率的影响,利用椎管矢状径和相应的椎体矢状径的比值则不受其影响,数值可靠、有可比性,称为 Pavlov 比值。

$$\text{Pavlov 比值} = \frac{\text{颈椎管矢状径 b(mm)}}{\text{颈椎椎体矢状径 a(mm)}}$$

国人两者之比值应在 0.75 以上,低于 0.75 者则为发育性颈椎管狭窄,有 60%~70% 脊髓型颈椎病伴有不同程度的发育性颈椎管狭窄,所以,它是脊髓型颈椎病和脊髓损伤的潜在前置因素。

2. 颈椎管动态性狭窄的测量

部分颈椎管狭窄症患者颈椎中立位常不出现症状,但在颈椎活动中症状明显,颈椎侧位片上测量也无明显的颈椎管狭窄。这时,测量动态椎管矢状径是一个重要的诊断方法,即根据颈椎过伸位侧位 X 线像,测量上位颈椎椎体后下角与下位颈椎椎弓前缘的最短距离,在 12 mm 以下表示有颈椎管动态狭窄。颈椎管动态性狭窄的发生机制是颈椎运动中对脊髓产生的动态钳夹压迫(图 5-2)。

3. 颈椎后纵韧带骨化症所致狭窄的 X 线测量

颈椎后纵韧带骨化症是指颈椎后纵韧带异常增生骨化,压迫脊髓和神经根,引起的肢体感觉、运动和内脏自主神经功能紊乱为主的疾病。颈椎后纵韧带骨化后常表现为颈椎管狭窄的症状。由于椎体后缘异常增生的骨赘,常用骨赘高度与椎管矢状径的比值,即骨化占位率来表示椎管狭窄的程度,大于 40% 常出现脊髓压迫症状。椎管矢状径减去骨赘高度表示有效椎管前后径,其下限值为 8 mm(图 5-3)。

二、颈椎管狭的 CT 测量

CT 扫描可清楚显示颈椎管狭窄程度及其部位、病变性质,如椎体后缘增生、椎间盘钙化、椎弓根变短、椎板增厚、黄韧带增厚、后纵韧带骨化等。

通过 CT 可以进一步准确测量的指标有椎管的横径和矢状径、椎体矢状径、椎管的面积、脊髓的面积、Pavlov 比值、动态椎管矢状径、骨化占位率等指标。颈椎椎管正中矢状径小于 13 mm 为颈椎管

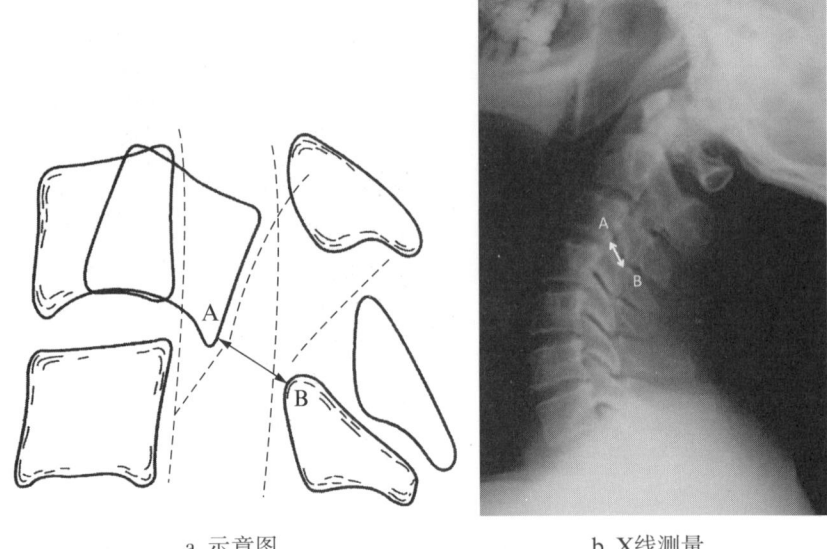

a. 示意图　　　　　　b. X线测量

图 5-2　动态性颈椎管矢状径测量(a—b)

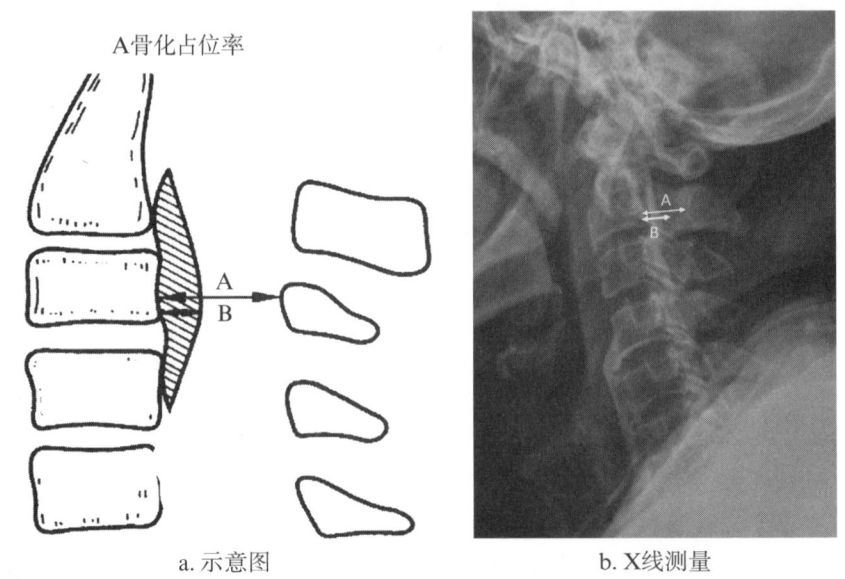

a. 示意图　　　　　　b. X线测量

图 5-3　颈椎后纵韧带骨化的椎管矢状径测量(a—b)

(骨化占位率：B/A×100；A－B＝有效椎管前后径)

狭窄，小于 10 mm 为颈椎管绝对狭窄。

发育性颈椎管狭窄椎管各径线均小于正常，椎管呈扁三角形，硬膜囊及颈脊髓呈新月形，颈脊髓矢状径小于 4 mm(正常为 6～8 mm)，蛛网膜下腔细窄，椎管正中矢状径小于 10 mm。退变性颈椎管狭窄椎体后缘有不规则致密的骨赘，黄韧带肥厚可达 4～5mm(正常为 2.5 mm)，椎间盘不同程度膨出或突出，颈脊髓受压移位及变形。CT 可测量椎管与脊髓的截面积，正常人颈椎管截面积在 200 mm² 以上，而椎管狭窄者最大为 185 mm²，平均小 72 mm²，椎管与脊髓面积之比值，正常人为 2.24∶1，颈椎管狭窄者为 1.15∶1(图 5-4)。

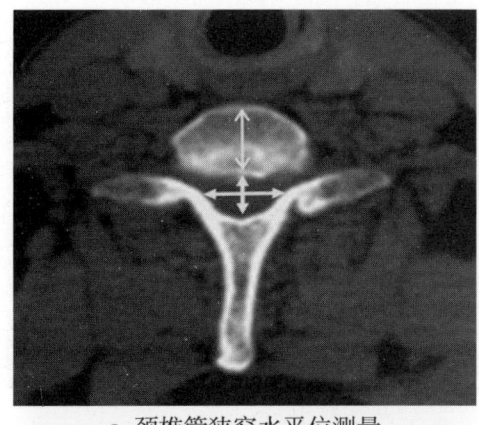
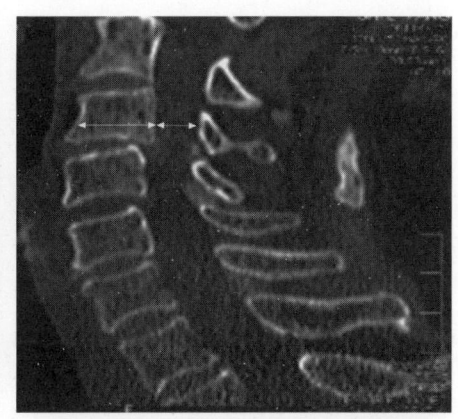

a. 颈椎管狭窄水平位测量　　b. 颈椎管狭窄正中矢状位测量

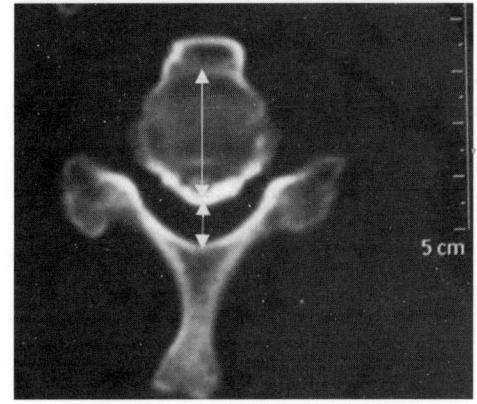
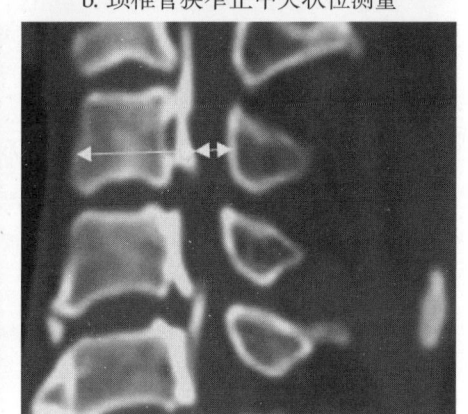

c. 颈椎后纵韧带骨化水平位测量　　d. 颈椎后纵韧带骨化正中矢状位测量

图 5-4　颈椎管狭的 CT 测量（a—d）

第二节　胸椎管狭窄的测量

胸椎管狭窄症（thoracic spinal stenosis，TSS）是胸椎管横断面减小而产生的胸髓压迫综合征，主要表现为双下肢麻痹、无力、步态异常、感觉障碍、膀胱直肠功能障碍，常有膝关节、踝关节反射亢进、下肢肌张力增高、肌力下降等体征。胸椎管狭窄症的诊断必须依靠影像学上椎管狭窄的表现和相对应的神经功能异常的双重证据。

胸椎管狭窄的主要病因是胸椎黄韧带骨化（ossification of ligamentum flavum，OLF）、胸椎后纵韧带骨化（ossification of posterior longitudinal ligament，OPLL）和胸椎间盘突出（thoracic disc herniation，TDH），也可见于胸椎创伤、肿瘤、结核等，各种病因常合并存在。

目前普遍认为胸椎管矢状径小于 12 mm 或当致压物占椎管面积大于 20% 时即为胸椎管狭窄。胸椎管狭窄症的影像学所见常为两个或多节段狭窄，引起脊髓或神经功能障碍的确切病变部位往往是单一节段，神经受累"一元化"特点涵盖了胸椎管狭窄症的大部分病例。由于肋骨阻挡及胸椎骨密度较高，通过 X 线片很难准确测量出胸椎管的矢状颈，胸椎管狭窄的测量通过 CT 片进行评价（图 5-5）。

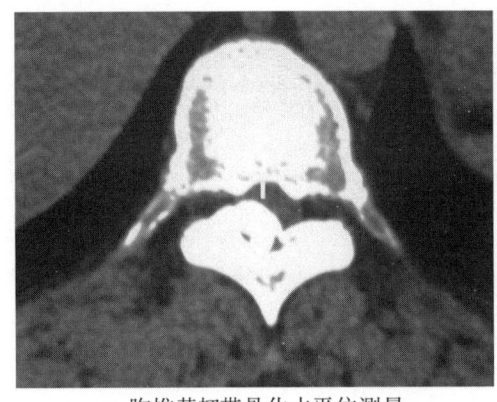
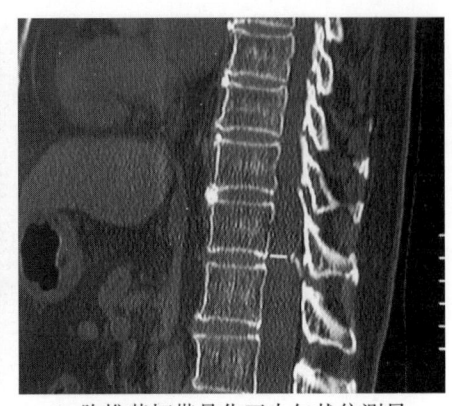

a. 胸椎黄韧带骨化水平位测量　　　　b. 胸椎黄韧带骨化正中矢状位测量

图 5-5　胸椎管狭窄的 CT 测量 (a—b)

第三节　腰椎管狭窄的测量

腰椎管狭窄症(lumbar spinal stenosis，LSS)是指腰椎中央椎管、神经根管、椎间孔因发育性或后天退变、外伤、失稳等获得性因素，导致骨性或纤维组织异常增生，单节段或多节段的管腔内径减小而引起腰骶神经根、马尾神经或血管压迫的综合征。但应排除单纯椎间盘突出、感染、肿瘤或创伤等其他致病因素。

本病多见于 50 岁以上的中老年人，50～70 岁人群发病率为 1.7%～10%。尽管发育性结构异常是其重要的前置因素，但发病者几乎均有不同程度的椎间关节退行性改变，同时，腰椎管狭窄常与退变性侧凸、滑脱、不稳等病理状态合并存在。

一、腰椎管狭窄的 X 线测量

通过 X 线片可测量腰椎管横径(平片上双侧椎弓根内缘之间距)、矢状径(椎体后缘至椎板与棘突交界处的距离)和腰椎指数(腰椎侧位片上椎体最大高度与椎体最小前后径的比值)。椎管矢状径减小或椎弓根变短是有意义的特征性表现。

腰椎管矢状径正常为 18～22 mm，扩大见于椎管内占位性病变，减小见于椎管狭窄。腰椎管横径小于 15～18 mm、矢状径小于 13 mm 提示存在椎管狭窄；矢状径小于 10 mm，为绝对狭窄。由于 X 线测量骨性标志重叠，测量点选取困难，准确性差，而且难以了解神经根管骨性侧隐窝的状况，也无法显示软组织的病理改变，因此常影响其诊断价值(图 5-6)。

二、腰椎管狭窄的 CT 测量

CT 扫描分为骨窗和软组织窗，可以对椎管尺寸进行更为准确的测量。CT 能提供多种椎管测量的数据，其中对临床有意义的是中央椎管矢状径、椎管横径。软组织窗椎管矢状径和横径分别小于 11.5 mm 和 16.5 mm，或骨窗分别小于 13 mm 和 17 mm 时，为中央椎管狭窄；软组织窗椎管矢状径和横径分别小于 8 mm 和 11.5 mm 或骨窗分别小于 9.5 mm 和 13 mm 时，为中央椎管绝对狭窄。

第五章 椎管狭窄的测量

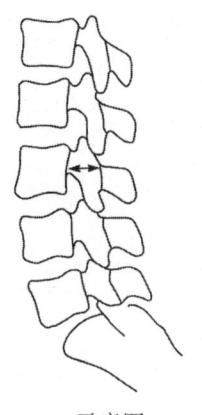
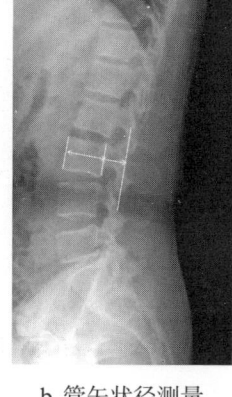
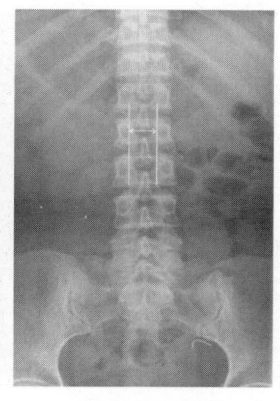

椎管矢状径
正常下限值
腰$_2$：15 mm
腰$_3$：14 mm
腰$_4$：13 mm
腰$_5$：13 mm

a. 示意图　　b. 管矢状径测量　　c. 椎管横径测量

图 5-6　腰椎管狭窄的 X 线测量（a—c）

黄韧带正常 2～4 mm，厚度大于 4 mm 可成为导致硬膜囊矢状径变小的重要因素，大于 5 mm 表示黄韧带增厚，可出现根管狭窄的症状。侧隐窝前后径大于 5 mm 为正常，4 mm 为临界状态，小于 3 mm 为狭窄。但这是纯骨性标志的距离，因为软组织因素未能考虑进去，故当患者表现有根性受累的临床表现，侧隐窝大于 5 mm 时，应注意其上椎间层面椎管前外侧角椎间盘与黄韧带间隙，由软组织退行性变导致此间隙狭窄，可能挤压神经根，此种狭窄多为动态狭窄，临床上有随体位改变的特点。在 CT 横断面扫描图片可以直观地了解椎管狭窄的原因和致压物性质，包括发育性狭窄、退变性狭窄、合并椎间盘突出等，对手术方案的制定特别是减压范围有指导意义（图 5-7）。

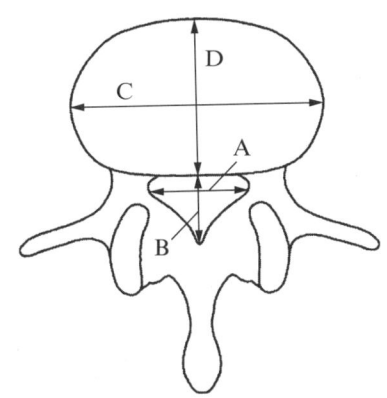

a. 示意图（A：椎管横径，B：椎管矢状径，C：椎体横径，D：椎体矢状径）

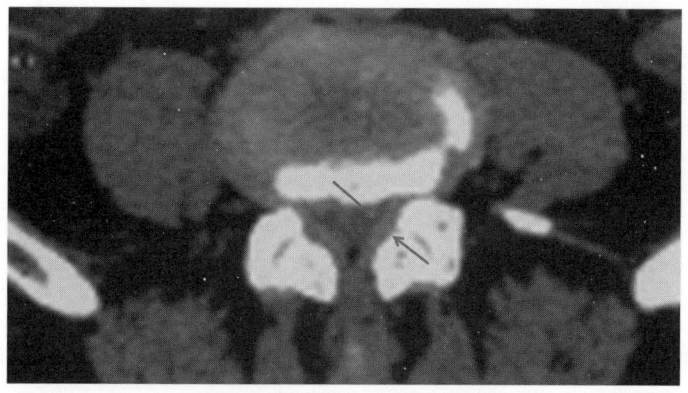

b. CT 水平位黄韧带的厚度测量

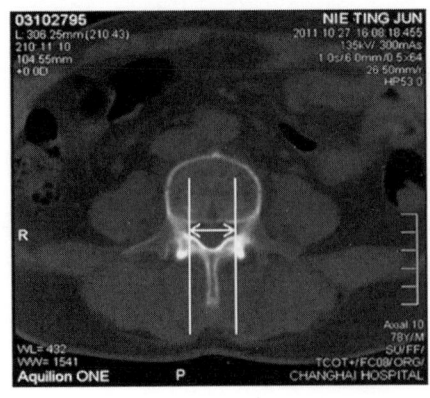 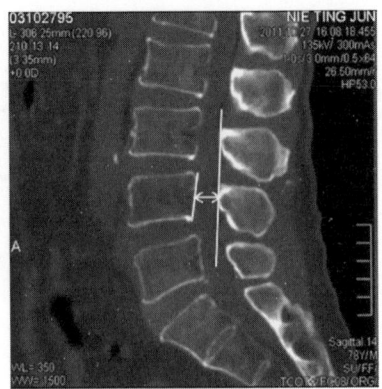

c. CT椎管横径测量（箭头所示）　　d. CT椎管矢状径测量（箭头所示）

图 5-7　腰椎管狭的 CT 测量(a—d)

参 考 文 献

[1] Penning L. Some aspects of plain radiography of the cervical spine in chronic myelopathy. Neurology,1962,12：513-519.

[2] Pneumaticos SG, Hipp JA, Esses SI, et al. Sensitivity and specificity of dural sac and herniated discdimen-sions in patients with low back-related leg pain. J Magn Reson Imaging,2000,12(3)：439-443.

[3] Bolender NF, Schonstrom NS, Spengler DM. Role of computed tomography and myelography in the diagnosis of central spinal stenosis. J Bone Joint Surg Am,1985,67(2)：240-246.

[4] Freeman TB, Martinez CR. Radiological evaluation of cervical spondylotic disease：limitations of magnetic resonance imaging for diagnosis and preoperative assessment. Perspect Neurol Surg,1992,3(91)：34-54.

[5] Pavlov H, Torg JS, Robie B, et al. Cervical spine stenosis：determination with vertebral body ratio method. Radiology,1987,164：771-775.

[6] Roberson GH, Lewellyn HJ, Traveras JM, et al. The narrow lumbar spinal canal syndrome. Radiology,1973,107：89-97.

[7] McAfee PC, Ullrich CG, Yuan HA, et al. Computed tomography in degenerative spinal stenosis. Clin Orthop,1981,161：221-234.

[8] Risius B, Modic MT, Hardy Jr RW, Duchesneau PM, Weintein MA. Sector computed tomographic spine scanning in the diagnosis of lumbar nerve root entrapment. Radiology,1982,143：109-114.

[9] Grenier N, Kressel HY, Schiebler ML, et al. Normal and degenerative posterior spinal structures：MR imaging. Radiology,1987,165：517-525.

[10] Modic MT, Yu S. Normal anatomy in magnetic resonance of the imaging of the spine. St. Louis：Mosby,1994：37-79.

第六章　脊柱不稳的测量

生理负荷下,脊柱具有限制其移位的能力,从而避免损伤或刺激脊髓或神经根,并防止因结构改变而导致的畸形和疼痛。脊柱活动度超过生理范围并引起相应的临床症状,称为脊柱不稳。由于个体差异大,脊柱稳定性的量化评估,目前仍存在争议。20世纪90年代,White-Panjabi根据生物力学研究结果,提出了脊柱不同部位稳定性量化评估标准和测量方法,这是临床诊断脊柱节段失稳的主要影像学依据。

第一节　上颈椎不稳的测量(C0-C1-C2)

一、引起上颈椎不稳的原因

1. 先天性发育异常

上颈椎是脊椎中最易发生发育畸形的部位之一,临床上常见的有:

(1) 齿状突畸形

有如下情况:① 齿状突缺如;② 齿状突发育不良:青少年时可毫无症状,甚至成年以后也毫无异常,常因外伤等诱因引起枕颈关节脱位或半脱位,引起致命性后果;③ 齿状突分离:发育过程中齿突的骨化中心与椎体的骨化中心未融合,除可引起头颈部变形外,亦可因外伤造成致命后果。

(2) 寰椎枕骨化

亦称枕颈融合(Klippel-Feil综合征),主要是由于胚胎发育过程中枕骨与第1颈椎分节不全所致,又分为完全寰椎枕骨化和部分寰椎枕骨化。

(3) 先天性短颈畸形

(4) 其他畸形

副枕骨畸形、寰椎后弓缺如、寰椎后方椎动脉沟环形成、前寰椎或副枕椎畸形等,均与上颈椎不稳有关。

2. 头颈部外伤

头颈部外伤可造成椎间盘、前纵韧带、后纵韧带、小关节突等颈椎稳定结构损伤,出现颈椎不稳,严重者出现神经症状。

3. 局部炎症

咽喉部的各种炎症是造成颈椎不稳定的重要因素之一,尤其对儿童而言是引起上颈椎自发性脱位的直接原因,主要是由于炎症造成韧带与关节囊松弛所致。因此,临床上必须对咽喉部的各种炎症加以重视,积极治疗。此外,因颈椎结核引起的骨质破坏、类风湿关节炎所致的上颈椎周围韧带钙化等,均是造成上颈椎不稳的原因。

4. 血供因素

上颈段的血供较丰富,但齿状突的血供类似股骨头,齿突一旦骨折,通过基底部的血供中断,仅靠顶端的细微血管供血,易发生骨折不愈合,造成上颈段不稳。

5. 其他因素

① 颈椎退行性变：对上颈椎的影响不如对下颈椎明显；② 肿瘤：上颈椎的肿瘤，包括椎管内肿瘤，均可引起椎间松动与不稳。

二、上颈椎稳定性的影像学测量方法

1. 寰齿间距

寰齿间距：即寰椎齿状突间的距离(atlantodental-interval，ADI)，指 X 线侧位像上，从寰椎前结节后面到齿状突前缘的距离(图 6-1)。小儿(3～15岁)正常值 1～4 mm；大于 5 mm 以上为异常；成人正常值 2.5 mm 以下，大于 3 mm 以上为异常。

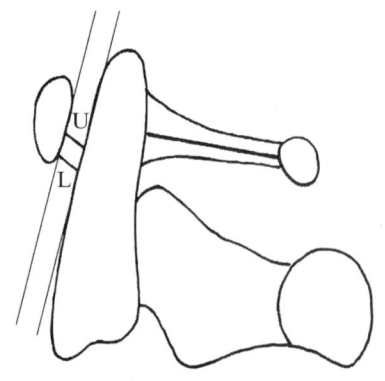

a. 示意图 U代表上寰椎齿状突间的距离(upper ADI)，L代表下寰椎齿状突间的距离(lower ADI)，通常 U≈L。SAC 表示脊髓有效空间。

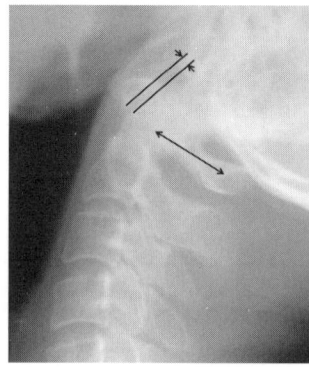

b. 寰齿间距X线测量

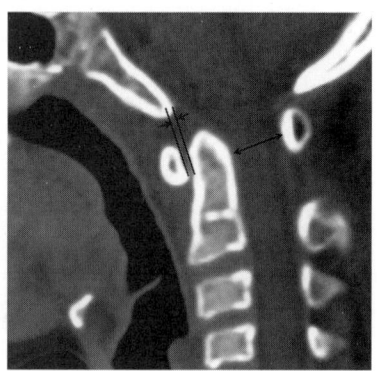

c. 寰齿间距CT测量

图 6-1 寰齿间距测量(a—c)

ADI 若增大，考虑寰椎不稳定或脱位，寰椎横韧带损伤(transverse atlantal ligament，TAL)。

2. Power 比值

Power 比值是指枕颈部侧位片上枕骨大孔前缘至寰椎后弓前缘的距离和枕骨大孔后缘至寰椎前弓后缘的距离之间的比值。如果 BC∶OA 大于 1，存在寰枕前脱位；比值小于 1，排除与齿状突骨折、寰椎骨折导致的枕寰关节后脱位以及先天性枕骨大孔异常，为正常情况(图 6-2)。

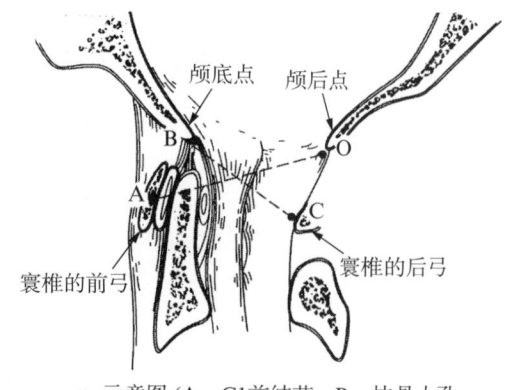

a. 示意图 (A：C1前结节；B：枕骨大孔前缘；C：C1后结节；O：枕骨大孔后缘)

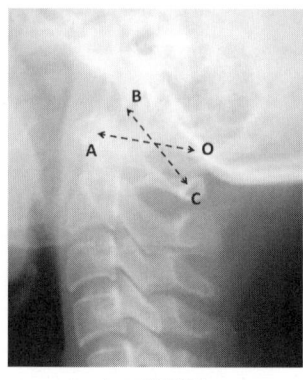

b. X线测量

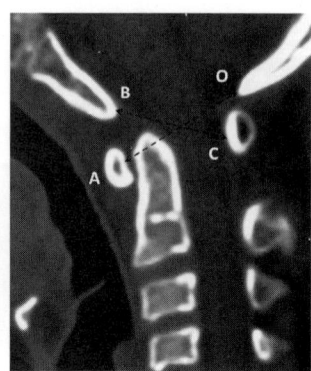

c. CT测量

图 6-2 Power 比值(a—c)

3. 类风湿关节炎性上位颈椎不稳的 X 线测量

（1）Ranawat 值

在齿突的轴上测量枢椎椎弓中心到寰椎前后弓中心间连线的距离，正常男性在 14 mm 以上，女性在 13 mm 以上，距离缩小表示寰枢椎不稳（图 6-3）。

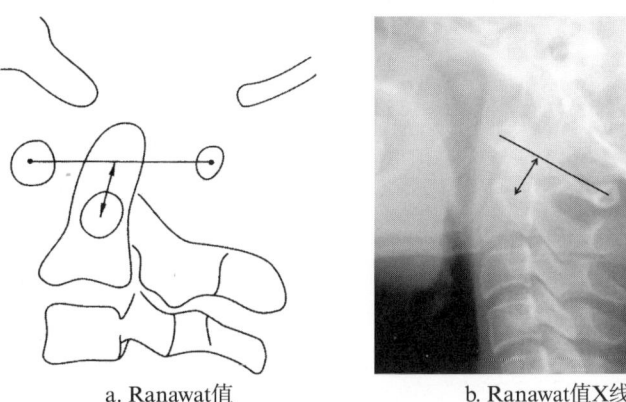

a. Ranawat 值　　　　　　b. Ranawat 值 X 线测量

图 6-3　类风湿关节炎性上位颈椎不稳的 X 线测量（a—b）

（2）Redlund-Johell 距离（图 6-4）

枕颈部侧位片上测量枢椎椎体下缘中点至 McGregor 线（硬腭后缘与枕骨大孔后下缘连线）的垂直距离。

正常值：男＞37 mm，女＞34 mm。

临床意义：男＜37 mm，女＜34 mm 提示环枢椎间关节破坏。

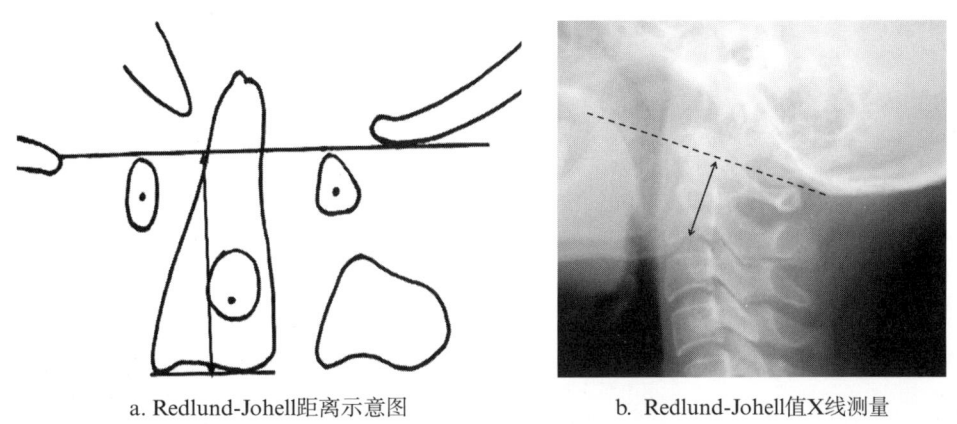

a. Redlund-Johell 距离示意图　　　　b. Redlund-Johell 值 X 线测量

图 6-4　Redlund-Johell 距离（a—b）

第二节　下颈椎不稳的测量和评估（C3～T1）

一、下颈椎不稳的发病原因

下颈椎不稳是指位于颈 2～3 椎节以下的颈椎椎间不稳，临床上更为常见。主要发病原因有：① 退行性变；② 外伤与劳损；③ 咽喉部炎症；④ 其他：颈椎的先天性畸形、颈椎病治疗中过度大重量牵引、不恰当的手法操作和颈部锻炼、可引起颈部肌肉萎缩的疾病等，均可引起或加重颈椎的不稳。

二、下颈椎不稳的临床影像学评价标准

下颈椎不稳的诊断主要是采用颈椎过屈过伸侧位 X 线片上相邻椎体的线位移与角位移来评估，目前临床上常用的下颈椎不稳的诊断标准为 White-Panjabi 评分标准（表 6-1）。

表 6-1 下颈椎不稳的临床影像学评分表

项　目	分　值
前柱破坏或功能障碍	2
后柱破坏或功能障碍	2
牵张试验阳性	2
影像学指标	4
A. 过屈/过伸位 X 线侧位片	
1. 椎体间矢状面移位＞3.5 mm 或 20%	2
2. 椎体间矢状面旋转＞20°(2 pts)	2
或者	
B. 休息位 X 线侧位片	
1. 椎体间矢状面移位＞3.5 mm 或 20%(2 pts)	2
2. 椎体间矢状面相对成角＞11°(2 pts)	2
明确椎间隙狭窄	1
发育性椎管狭窄	1
1. 矢状径＜13 mm 或 2. Pavlov's 比值＜0.8	
脊髓损伤	2
神经根损伤	1
负荷分担功能受损	1
总分≥5　提示颈椎不稳	

三、下颈椎稳定性的影像学测量方法

下颈椎不稳的影像学评估主要测量相邻椎体的相对位移及成角，具体方法见图 6-5 和图 6-6。

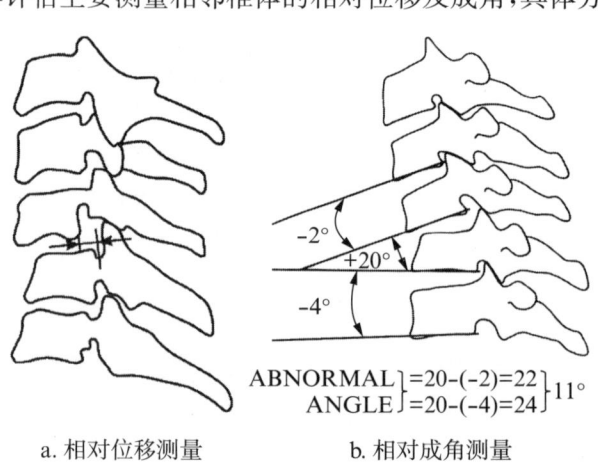

a. 相对位移测量　　b. 相对成角测量

图 6-5　下颈椎稳定性的影像学测量示意图(a—b)

(引自：龙厚清,刘少喻.脊柱疾病分类诊断学.北京：人民军医出版社,2007.)

(图 6-5b：颈$_4$、颈$_5$ 间成角为 -2°；颈$_6$、颈 7 间成角为 -4°；颈$_5$、颈$_6$ 间成角为 +20°，与相邻节段成角相比，其差分别为 22°和 24°，均大于 11°，提示该节段不稳。"-"提示前凸，"+"提示后凸。)

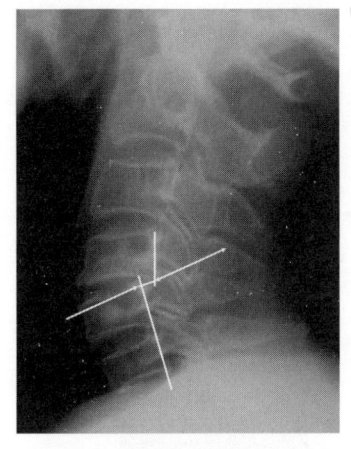 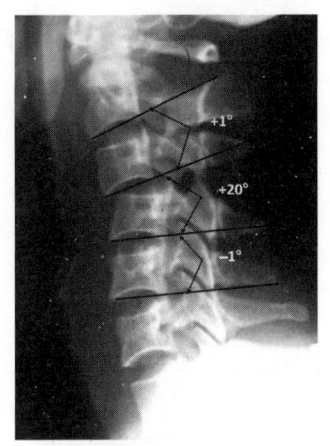

a. 相对位移测量　　　　b. 相对成角测量

图 6-6　下颈椎稳定性的 X 线测量(a—b)

(图 6-6b：颈$_2$、颈$_3$ 间成角为＋1°；颈$_3$、颈$_4$ 间成角为＋20°；颈$_4$、颈$_5$ 间成角为 −1°，颈$_3$、颈$_4$ 与相邻节段成角相比，其差分别为 19°和 21°，均大于 11°，提示该节段不稳。)

第三节　胸椎和胸腰段不稳的测量和评估

一、胸椎和胸腰段不稳的原因

胸椎和胸腰段不稳是指位于胸$_1$ 至腰$_{1\sim2}$ 椎间的不稳，临床上以胸腰段更为常见。主要发病原因有：① 退行性变；② 外伤与劳损；③ 其他：胸椎和胸腰段脊椎的先天性畸形、强直性脊柱炎、Scheuermann's 病、老年性脊柱后凸、脊柱结核椎体破坏、椎体肿瘤，均可引起或加重胸椎和胸腰段椎体的不稳。

二、胸椎和胸腰段不稳的影像学评价标准

胸椎和胸腰段临床失稳的影像学评估常用 White-Panjabi 评分标准(表 6-2)。

表 6-2　胸椎和胸腰段临床失稳影像学评估表

项　目	分　值
前柱破坏或功能丧失	2
后柱破坏或功能丧失	2
肋椎关节破坏	1
影像学指标	4
1. 椎体间矢状面移位＞2.5 mm(2 pts)	2
2. 椎体间矢状面相对成角＞5°(2 pts)	2
脊髓或者马尾损伤	2
负荷分担功能受损	1
总分≥5　提示胸椎和胸腰段不稳	

三、胸椎和胸腰段不稳的影像学测量方法

胸椎和胸腰段不稳的影像学测量是通过测量相邻椎体的相对位移及成角来完成的,方法如下(图6-7所示)。

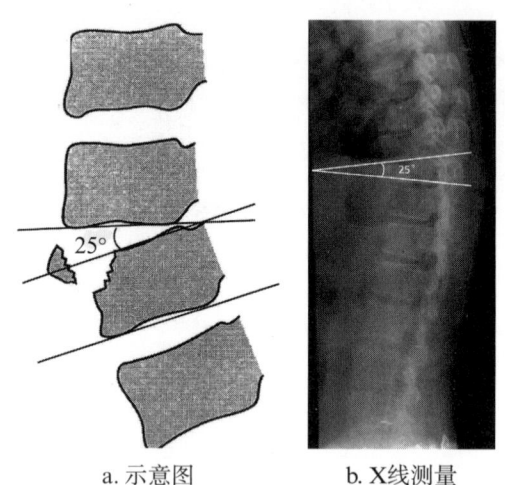

a. 示意图　　b. X线测量

图6-7　胸腰段不稳的X线测量(a—b)

第四节　腰椎节段不稳的测量和评估

腰椎节段性不稳是指在生理负荷作用下,腰椎失去维持正常活动范围和活动方式的能力,一般不伴有明显的畸形和神经功能障碍。临床上动力位侧位X线片上相邻椎体间位移大于(等于)4 mm,或成角大于(等于)10°,可诊断为腰椎节段性不稳(segmental instability)。这是临床上广泛接受的诊断标准。其典型表现是体位改变诱发腰痛加重,也可发生动态性椎管狭窄,除腰痛外,可伴发下肢痛等根性症状或马尾综合征。

一、腰椎节段不稳的原因和分类

1. 腰椎节段不稳的原因

腰椎节段不稳的常见原因为:① 退行性变;② 外伤与劳损;③ 其他:病理性(感染或肿瘤)、发育性(峡部不连或滑脱)、医源性、动力性(神经源性或肌性)等。一般认为腰椎不稳是腰椎退行性改变的早期表现之一,而外伤与劳损等与退变又具有密切关系。

2. 腰椎节段不稳的分类

退变性腰椎节段性不稳按不稳的方向分为:前屈不稳、后伸不稳、旋转不稳、侧方不稳、多向不稳。X线片上常常测量矢状面脊椎前后位移距离、轴向旋转角、冠状面左右侧屈角和轴向位移距离,在此基础上综合评价脊柱稳定性。研究证实,轴向旋转角的变化相对敏感。

二、腰椎节段性失稳评定标准

腰段临床失稳的影像学评估常用White-Panjabi评分标准(表6-3)。

表 6-3 腰椎临床失稳评定表

项　　目	分　　值
前柱破坏或功能丧失	2
后柱破坏或功能丧失	2
影像学指标	4
A. 过屈/过伸位 X 线侧位片	
1. 椎体间矢状面移位＞4.5 mm 或 15%（2 pts）	2
2. 椎体间矢状面旋转	2
腰$_{1\sim2}$、腰$_{2\sim3}$、腰$_{3\sim4}$＞15°	
腰$_{4\sim5}$＞20°	
腰$_5$～骶$_1$＞25°	
或者	
B. 休息位 X 线侧位片	
1. 椎体间矢状面移位＞4.5 mm 或 15%	2
2. 椎体间相对矢状面成角＞22°	2
马尾损伤	3
负荷分担功能受损	1
总分≥5　提示腰椎节段不稳	

三、腰椎节段性不稳的影像学测量

腰椎节段性不稳的影像学测量是通过测量相邻椎体的相对位移及成角来完成,方法见图 6-8 和图 6-9。

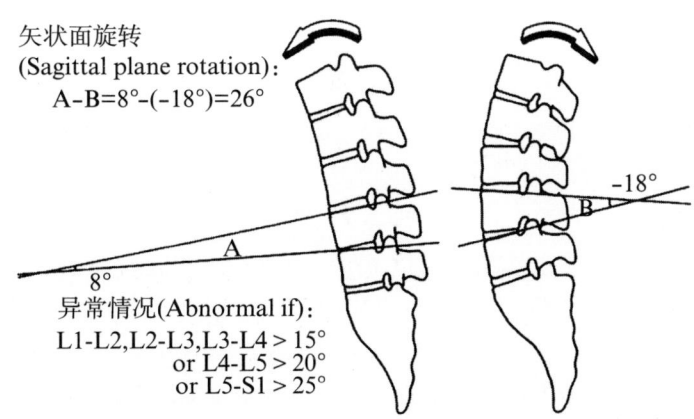

a. 腰椎动力位片矢状面旋转角度影像学测量示意图
（A：过屈位腰$_{4\sim5}$矢状面旋转角度；B：过伸位腰$_{4\sim5}$矢状面旋转角度，A-B＞20°,提示椎间不稳）

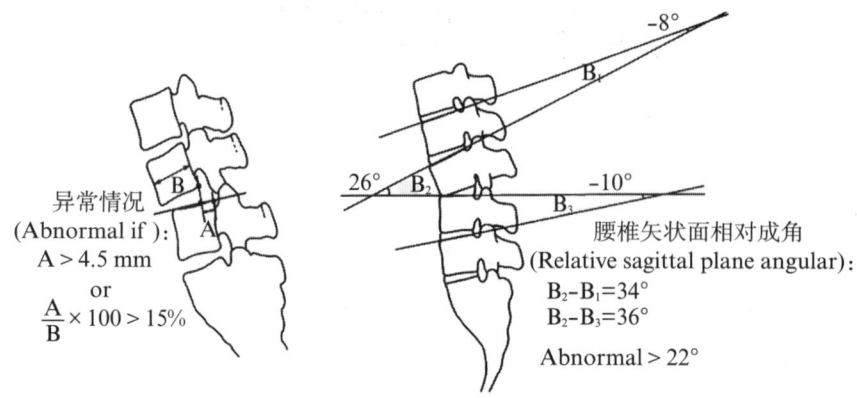

b. 腰椎椎体间矢状面相对位移和成角测量示意图
（B：侧位片椎体矢状径；A：两椎体位移距离；当 A>4.5mm 或者 A/B×100%>15%
为腰椎不稳；B_1：腰$_{2\sim3}$椎体间成角，B_2：腰$_{3\sim4}$椎体间成角，B_3：腰$_{4\sim5}$椎体间成角，
$B_2-B_1>22°$、$B_2-B_3>22°$，提示椎间不稳）

图 6-8　腰椎节段性失稳的影像学测量示意图（a—b）

（引自：龙厚清，刘少喻. 脊柱疾病分类诊断学. 北京：人民军医出版社，2007.）

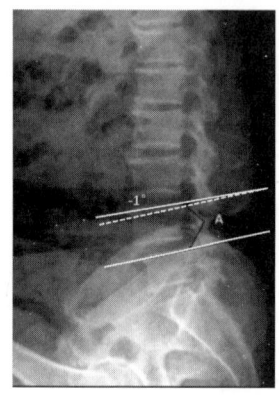 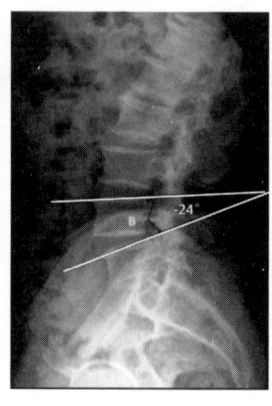 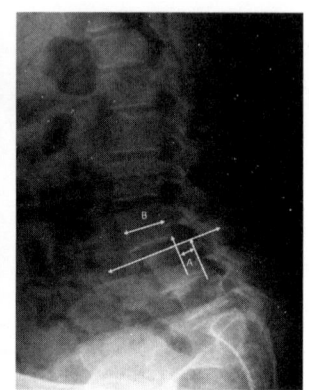

a. 腰椎动力位片矢状面旋转角度测量　　　　b. 腰椎椎体间矢状面相对位移测量
（腰$_{4\sim5}$过伸过屈位矢状面旋转角度之差，　　　（两椎体位移距离 A>4.5mm
A-B>20°，提示椎间不稳）　　　　　　　　或者 A/B×100%>15%为腰椎不稳）

图 6-9　腰椎节段性失稳的 X 线测量（a—b）

参 考 文 献

［1］龙厚清，刘少喻. 脊柱疾病分类诊断学. 北京：人民军医出版社，2007.

［2］Powers B, Miller MD, Kramer RS, et al. Traumaticatlantooccipital dislocation with survival. Neurosurg,1979,4：12-17.

［3］Ranawat CS. Cervical spine fusion in theumatoidarthritis. J Bone Joint Surg,1979,61A：1003-1010.

［4］Hutting N, Scholten-Peeters GG, Vijverman V, et al. Diagnostic accuracy of upper cervical spine instability tests: a systematic review. Phys Ther. 2013 Dec,93(12)：1686-1695.

［5］Jackson RS, Banit DM, Rhyne AL, et al. Upper cervical spine injuries. J Am Acad Orthop

Surg,2002,10(4):271-280.

[6] Morizono Y. Upper cervical involement in theumatoid arthritis. Spine,1987,12:721-725.

[7] Redlund-Johell. Radiographia measurements of the cranio-vertebral region. Designed for evaluation of abnormalities in theumatoidarthris. ActaRadiol. Diagnosis,1984,25:23-28.

[8] White AA, Panjabi MM. Clinical biomechanics of the spine. 2nd ed. Philadelphia:JB Lippincott,1990:278-378.

[9] Kirkaldy-Willis WH, Farfan HF. Instability of the lumbar spine. Clin Orthop 1982,165:110-123.

[10] Kim CW, Perry A, Garfin SR. Spinal instability:the orhopedic approach. Semin Musculoskelet Radiol,2005,9(1):77-87.

[11] Taneiehi H, Kaneda K, Takeda N, et al. Risk factors and probability of vertebral body collapse in metastases of the thoracic and lumbar spine. Spine,1997,22(3):239-245.

[12] Vordemvenne T, Hartensuer R, Lohrer L, et al. Is there a way to diagnose spinal instability in acute burst fractures by performing ultrasound. Eur Spine J,2009,18(7):964-971.

[13] Beazell JR, Mullins M, Grindstaff TL. Lumbar instability:an evolving and challenging concept. J Man Manip Ther,2010 Mar,18(1):9-14.

第七章 腰椎滑脱的测量

腰椎滑脱是指因腰椎退变、外伤或先天性因素,使关节突间连续处断裂或延长,引起椎体、椎弓根、横突和上关节突一同向前滑移。由此产生的腰腿痛等临床症状,称为腰椎滑脱症。人群中发生率3%~4%,有明显的遗传倾向。后天因素主要是椎弓峡部的疲劳骨折,多见于体操、举重、滑雪运动员等特殊人群。

峡部崩裂以后,椎弓分为两部分,上部为上关节突、横突、椎弓根、椎体,与上方的脊椎保持联系;下部为下关节突、椎板、棘突,与下方的脊椎保持联系。两部分之间失去骨性连接,上部因失去限制而向前滑移,由 Killian 发现并命名为 Spondylolisthesis,即腰椎滑脱。上方脊椎不仅可以向前滑脱,也可向后滑脱,称为反向滑脱(Retro-spondylolisthesis)。

第一节 腰椎滑脱的原因及分类

一、腰椎滑脱的原因

腰椎峡部崩裂的真正原因仍不清楚。目前大多数学者认同的原因有:① 创伤性因素;② 先天遗传性因素;③ 疲劳性或慢性劳损性因素;④ 退变性因素。

二、分类

1955 年,Newman 等经过多年的临床研究将本病分为 5 类:① 先天性小关节发育不良性;② 椎弓崩裂性;③ 急性创伤性;④ 退变性;⑤ 病理性滑脱。

目前,一般根据发病因素将腰椎滑脱分为先天发育性及后天获得性两大类。

先天发育性分为:① 高度发育不良性分为合并椎弓崩裂及合并椎弓延长两类;② 低度发育不良性类型与高度发育不良性类同。

后天获得性分为:① 创伤性:分为急性骨折与应力骨折两类;② 退行性变性:分为原发性与继发性两类;③ 病理性:分为局部病变性与全身病变性两类;④ 医源性:分为直接性(局部手术所致)与间接性(邻近手术所致)。

第二节 腰椎滑脱影像学测量方法

一、Meyerding 滑脱分度法

Meyerding 将骶骨上关节面分为四等份,根据腰$_5$椎体在骶骨上向前滑移程度将滑脱分为五度(图 7-1,图 7-2)。

第七章 腰椎滑脱的测量

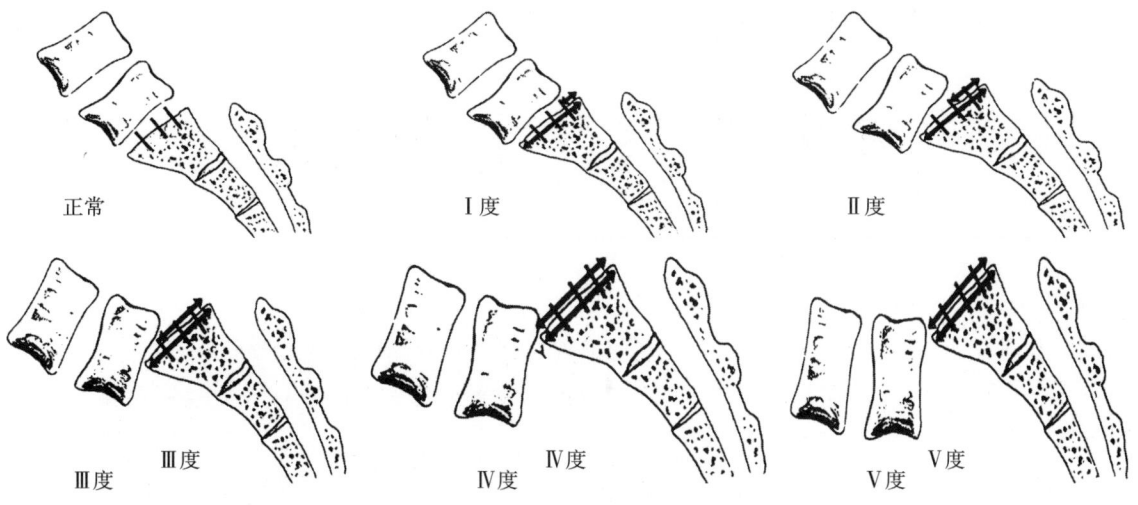

图 7-1 Meyerding 滑脱分度法

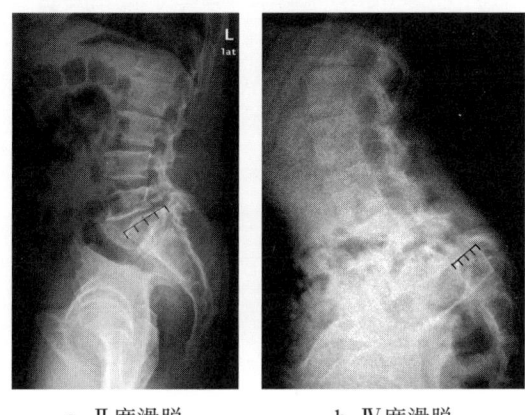

a. Ⅱ度滑脱   b. Ⅳ度滑脱

图 7-2 Meyerding 滑脱分度法 X 线测量(a—b)

二、Boxall 法

Boxall 采用下位椎体前后径上前移的百分比来描述滑脱程度(图 7-3)，Ⅰ度为 0~25%；Ⅱ度

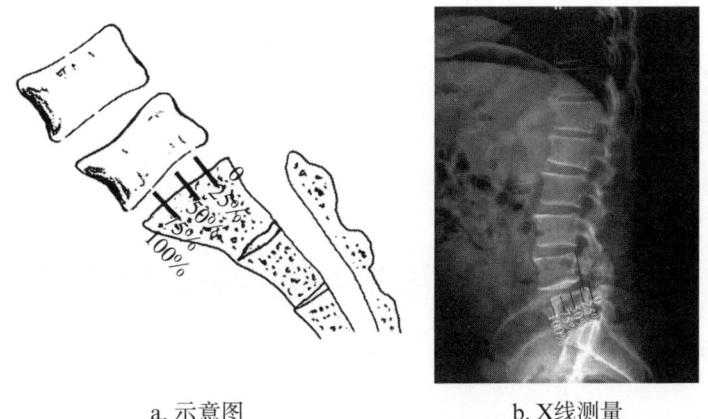

a. 示意图   b. X线测量

图 7-3 Ⅰ度滑脱(a—b)

25%～50%；Ⅲ度50%～75%；Ⅳ度大于75%。若大于100%，即上位椎体滑脱，旋转到下位椎体的前方，则称脊椎脱离，即Ⅴ度，CT扫描可出现"双椎征"。

三、改良Newman分级法

Newman分别将骶1椎体上缘和前缘平均分为10等份，上位椎体的滑移度为椎体在这两个方向上滑移的和。如图7-4所示：A=3.5+0.5；B=7.5+6；C=10+9.5。

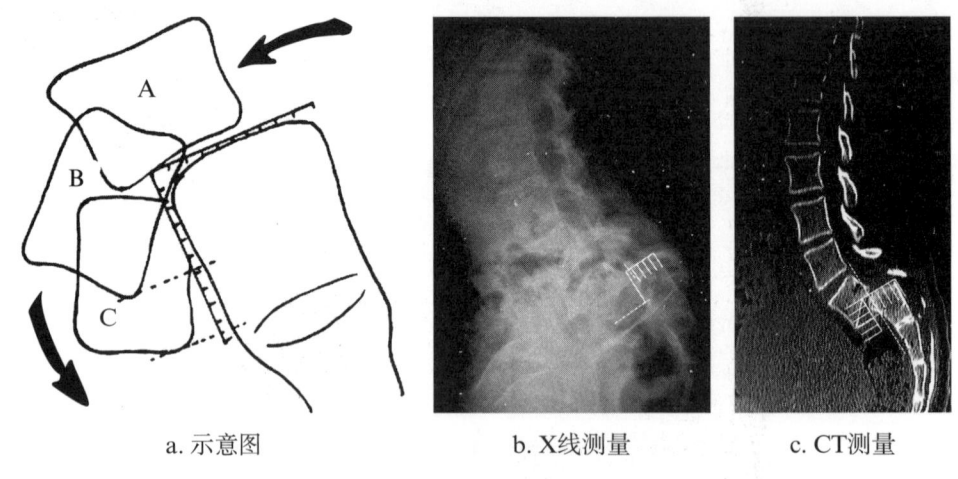

a. 示意图　　　　　　　b. X线测量　　　　　　　c. CT测量

图7-4　Newman滑脱分级法(a—c)

四、滑脱角测量法(slip angle)

腰椎X线侧位片上，作两条线：其中一条线是滑脱椎体下位正常椎体后缘线的垂线，另一条是滑脱椎体下方(或上方)终板的平行线，该两线夹角为滑脱角。用来表示腰骶区的后凸畸形。滑脱角在正常人为0°或负值(脊柱后凸记为"+"，前凸记为"-")。矢状面的旋转是指骶骨与第5腰椎的成角关系，又称腰骶后凸角，进行性滑移时，此角增大(图7-5、图7-6)。

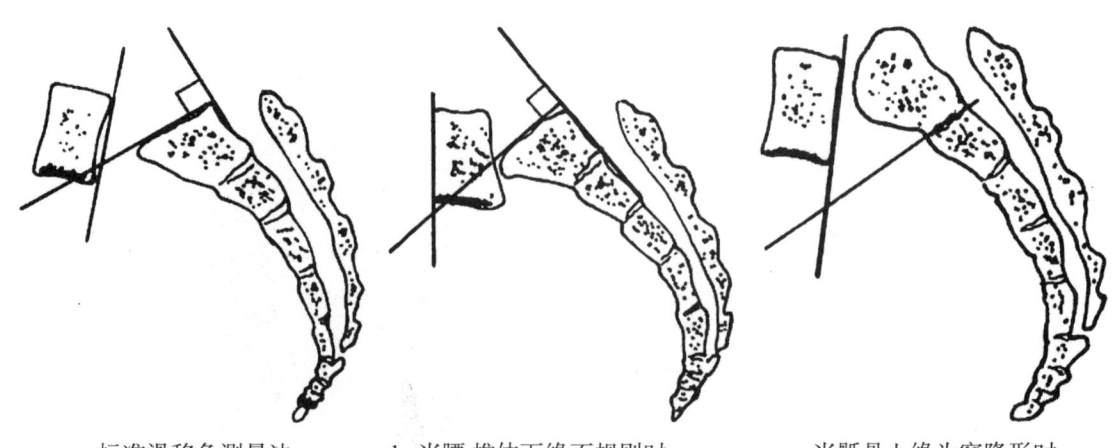

a. 标准滑移角测量法　　b. 当腰₅椎体下缘不规则时，应用其上缘线测量　　c. 当骶骨上缘为穹隆形时，应用骶₂椎体下缘线测量

图7-5　滑脱角测量法的三种情形示意图(a—c)

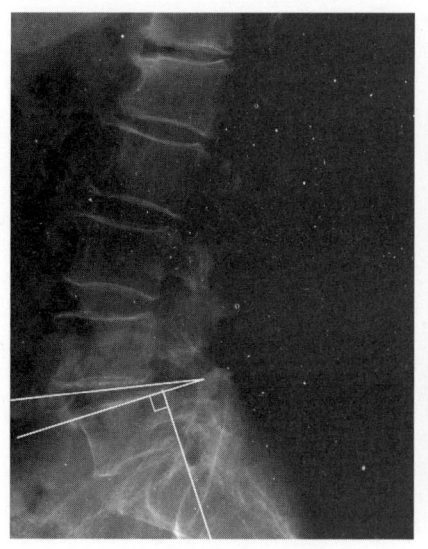

a. 标准滑脱角X线测量　　　　b. 骶骨上缘为穹隆形时，
　　　　　　　　　　　　　　　　滑脱角X线测量

图 7-6　滑脱角的 X 线测量(a—b)

五、骶骨倾斜角测量(sacral inclination)

在 X 线侧位片上，作两条线：一条线为垂直线即铅垂线，另一条线为滑脱椎的下位椎体后缘线，两条线的夹角即为骶骨倾斜角(图 7-7)。它指示骶骨与垂直面的关系，进行性滑脱时，此角变小。

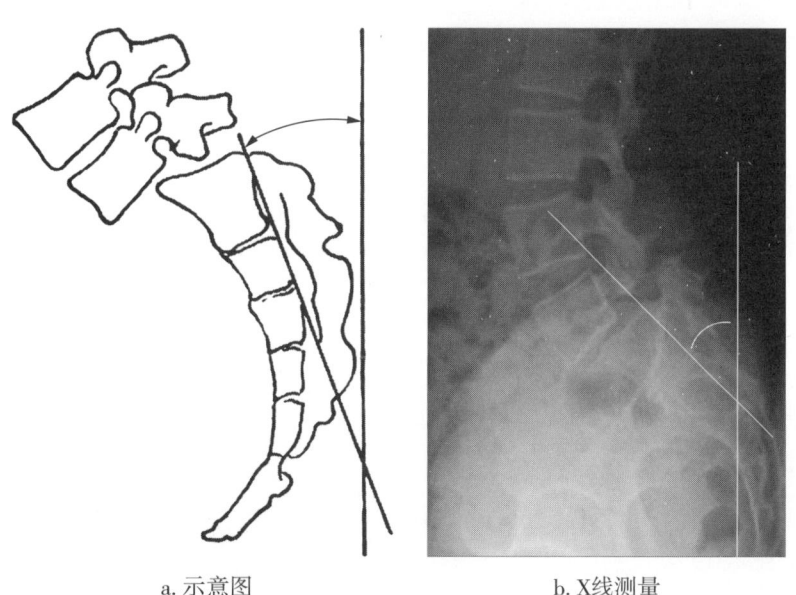

a. 示意图　　　　　　　　b. X线测量

图 7-7　骶骨倾斜角测量法(a—b)

六、矢状面旋转度测量(sagittal rotation)

在 X 线侧位片上，作两条线：一条线为滑脱椎的下位椎体后缘线，另一条线为滑脱椎前缘线，两条线的夹角即为滑脱在矢状面上旋转度(图 7-8)。进行性滑脱时，旋转度逐渐增大，旋转度越大，表示滑脱越严重。

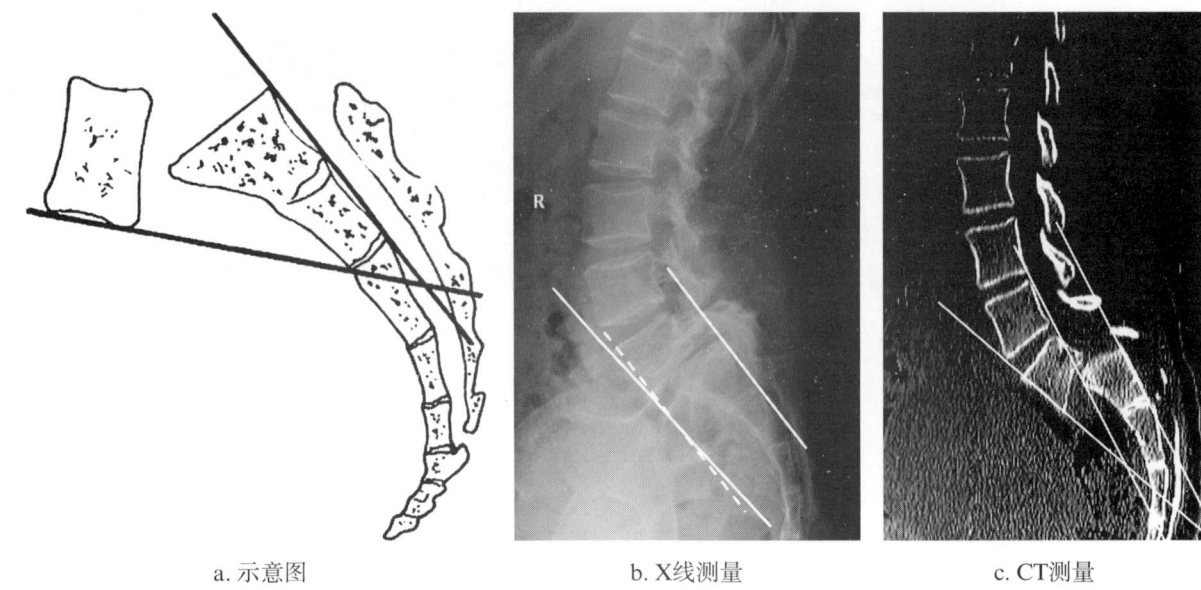

a. 示意图　　　　　　　b. X线测量　　　　　　　c. CT测量

图 7-8　滑脱矢状面旋转度测量（a—c）

七、滑脱百分比测量（slip percentage）

X线侧位片上，在滑脱椎的下位椎体后缘做一条线，滑脱椎体的后下角到该线的距离（A）与下位椎体上终板宽度（B）的比值，为该滑脱椎体的滑脱百分比（A/B×100%），如骶骨上缘为穹隆形时，B值采用骶1椎体最大宽度代替（图7-9）。

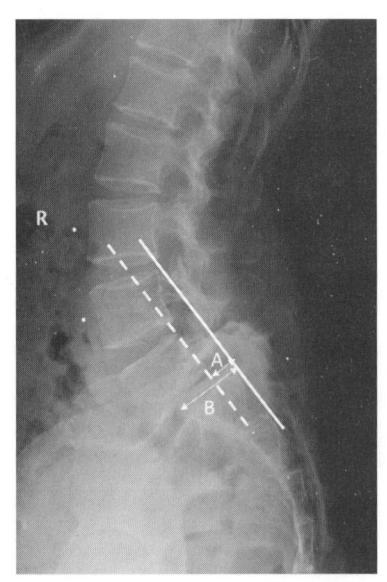

图 7-9　滑脱百分比测量

八、腰椎指数（lumbar index）

滑脱椎体后缘高度与前缘高度比即为腰椎指数（A/B×100%），正常人约为89%，腰椎滑脱患者低于此值，在X线侧位片上滑脱椎体呈梯形（图7-10）。

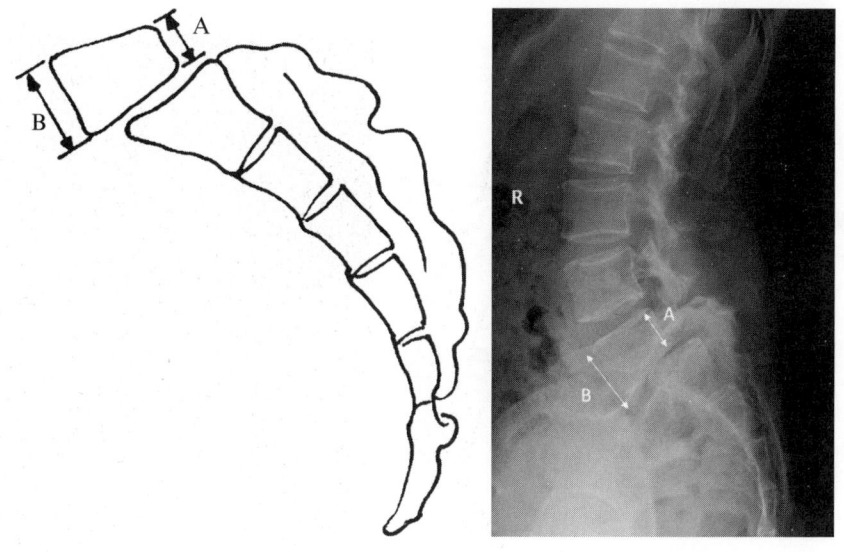

a. 示意图　　　　　b. X 线测量

图 7-10　腰椎指数测量(a—b)

九、矢状面骨盆倾斜指数(sagittal pelvic tilt index)

骨盆侧位片上,骶 2 椎体中心到 L5 椎体中心垂线的距离与其到股骨头中心垂线距离的比值(a/b×100%),用以评估腰$_5$及骶骨与股骨头中心的位置关系,正常情况下其指数接近 1。比值越小,表示股骨头越前移,骨盆越后倾,提示腰骶移行部(lumbosacral junction)失稳,滑脱进展,保守治疗失败(图 7-11)。

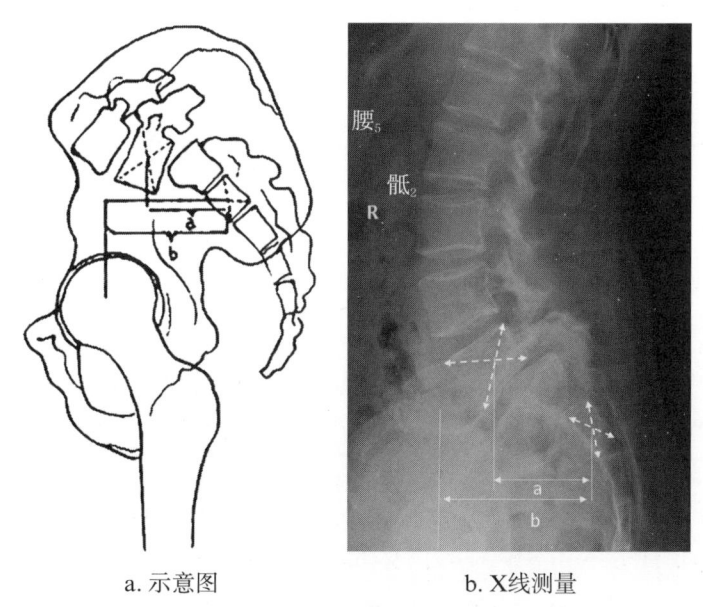

a. 示意图　　　　　b. X 线测量

图 7-11　矢状面骨盆倾斜指数测量法(a—b)

十、骶骨水平角

又称为腰骶角,是指骶骨上缘与水平面的成角关系,进行性滑脱时,此角减小(图 7-12)。

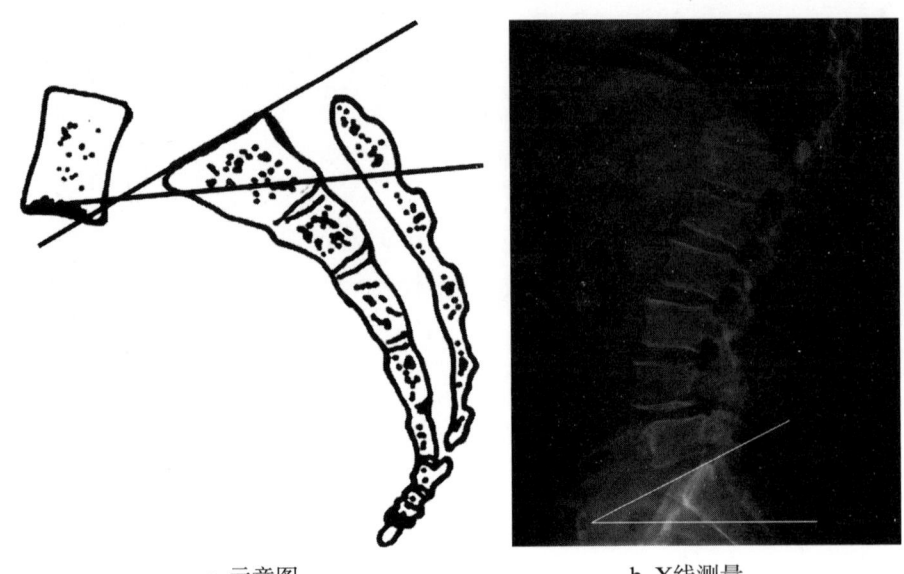

a. 示意图　　　　　　　b. X线测量

图7-12　骶骨水平角测量法(a—b)

参 考 文 献

[1] Meyerding HW. Spondylolisthesis. Surg Gynecol Obstet,1932,54:371.

[2] Boxall D, Bradford DS, Winter FB, et al. Management of severe spondylolisthesis in children and adolescents[J]. J Bone Joint Surg,1979,61(4):479-495.

[3] Newman PH. A clinical syndrome associated with severe lumbosacral subluxation. J Bonejoint Surg(Br),1965,45:39.

[4] Leone A, Cianfoni A, Cerase A, et al. Lumbar spondylolysis: a review. Skeletal Radiol,2011 Jun 40(6):683-700.

[5] Labelle H, Roussouly P, Berthonnaud E, et al. The importance of spino-pelvic balance in L5-s1 developmental spondylolisthesis: a review of pertinent radiologic measurements. Spine (Phila Pa 1976), 2005 Mar 15,30(6 Suppl):S27-34.

[6] Barrey C, Jund J, Noseda O, et al. Sagittal balance of the pelvis-spine complex and lumbar degenerative diseases. A comparative study about 85 cases. Eur Spine J, 2007 Sep 16(9):1459-1467.

[7] Been E, Kalichman L. Lumbar lordosis. Spine J. 2014 Jan 14(1):87-97.

[8] Hwang JH, Modi HN, Suh SW, et al. Reliability of lumbar lordosis measurement in patients with spondylolisthesis: a case-control study comparing the Cobb, centroid, and posterior tangent methods. Spine(Phila Pa 1976), 2010 Aug 15,35(18):1691-1700.

[9] Bolesta MJ, Winslow L, Gill K. A comparison of film and computer workstation measurements of degenerative spondylolisthesis: intraobserver and interobserver reliability. Spine (Phila Pa 1976). 2010 Jun 1,35(13):1300-1303.

[10] Kaner T, Dalbayrak S, Oktenoglu T, et al. Comparison of posterior dynamic and posterior rigid transpedicular stabilization with fusion to treat degenerative spondylolisthesis. Orthopedics. 2010 May 12;33(5).

[11] Chen IR, Wei TS. Disc height and lumbar index as independent predictors of degenerative spondylolisthesis in middle-aged women with low back pain. Spine(Phila Pa 1976), 2009 Jun 1,34(13): 1402-1409.

[12] Labelle H, Roussouly P, Berthonnaud E, et al. The importance of spino-pelvic balance in L5-s1 developmental spondylolisthesis: a review of pertinent radiologic measurements. Spine (Phila Pa 1976), 2005 Mar 15,30(6 Suppl): S27-34.

[13] Penning L, Irwan R, Oudkerk M. Measurement of angular and linear segmental lumbar spine flexion-extension motion by means of image registration. Eur Spine J, 2005 Mar 14(2): 163-170.

[14] Quint DJ, Tuite GF, Stern JD, et al. Computer-assisted measurement of lumbar spine radiographs. Acad Radiol,1997 Nov;4(11): 742-752.

[15] Ulmer JL, Mathews VP, Elster AD, et al. Lumbar spondylolysis without spondylolisthesis: recognition of isolated posterior element subluxation on sagittal MR. AJNR Am J Neuroradiol,1995 Aug 16(7): 1393-1398.

[16] Wall MS, Oppenheim WL. Measurement error of spondylolisthesis as a function of radiographic beam angle. J Pediatr Orthop,1995 Mar-Apr 15(2): 193-198.

第八章 脊柱外伤的测量

外伤后椎体的形态发生改变或韧带发生断裂之后,脊柱的整体形态也会发生改变。脊柱外伤治疗的目的一方面是尽早减轻脊髓损伤造成的功能残疾,一方面恢复脊柱的生物力学稳定性,椎体及脊柱形态的测量对评估病情及重建稳定性有重要意义。

第一节 颈椎外伤的影像测量

一、寰枕关节脱位的测量

1. 枕齿间距(basion-dental interval,BDI)

枕颈部侧位片上枕骨大孔前缘与齿突尖的距离见图 8-1。其临床意义为:正常成人平均小于 5 mm,大于 5 mm 可能存在不稳,大于 8 mm 存在半脱位或脱位,大于 12 mm 存在脱位;小儿平均小于 10 mm,超过正常值表示枕寰关节脱位或不稳。

2. 枕骨大孔前缘至枢椎体后缘距离(basion-posterior axial line interval,BAI)

枕颈部侧位片上枕骨大孔前缘与枢椎体后缘切线的距离见图 8-2。其临床意义为:正常成人平均小于 6 mm,大于 6 mm 可能存在不稳或脱位,大于 12 mm 表示存在脱位。

3. Power 比值

枕颈部侧位片上枕骨大孔前缘至寰椎后弓前缘的距离和枕骨大孔后缘至寰椎前弓后缘的距离之间的比值,即 BC/AO(图 8-3)。正常值为:BC∶AO<1。

其临床意义为:BC∶AO>1 时,存在寰枕前脱位。

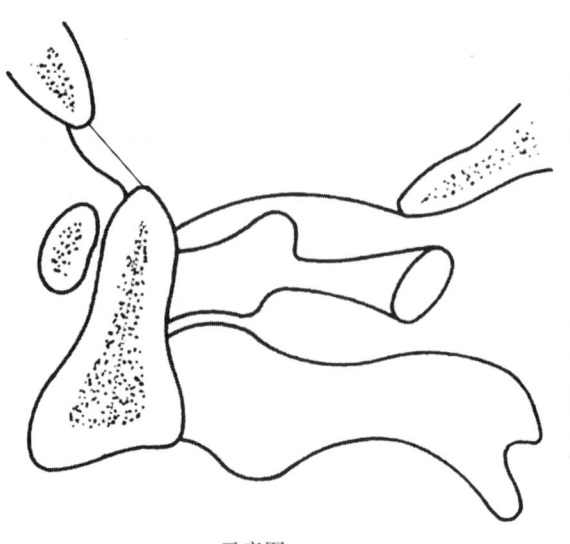

a. 示意图

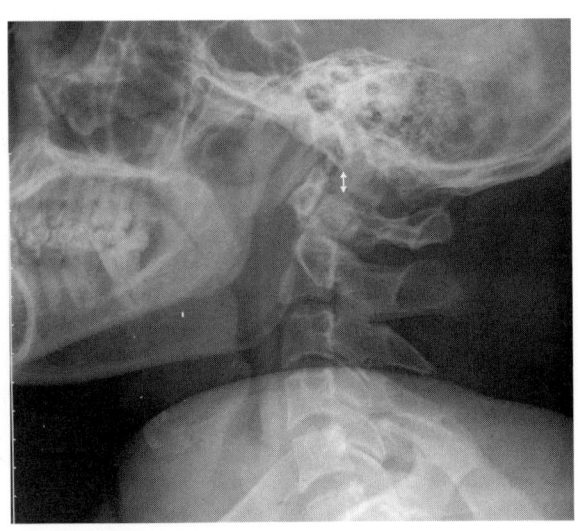

b. X线测量

第八章 脊柱外伤的测量

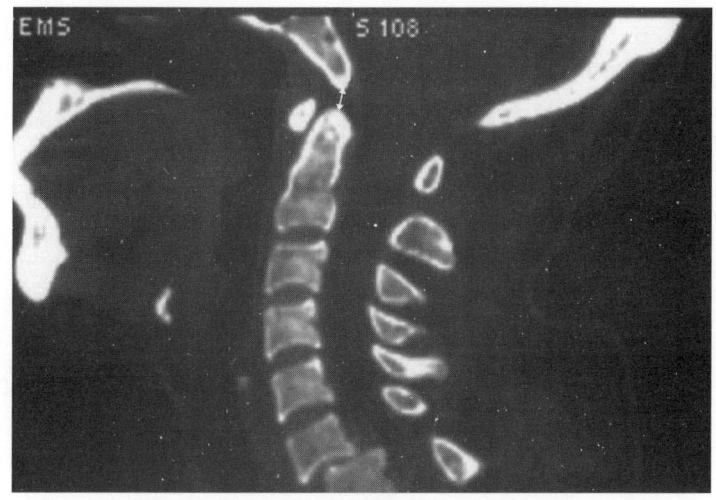

c. CT测量

图 8-1 Basion-dental interval（枕齿间距）(a—c)

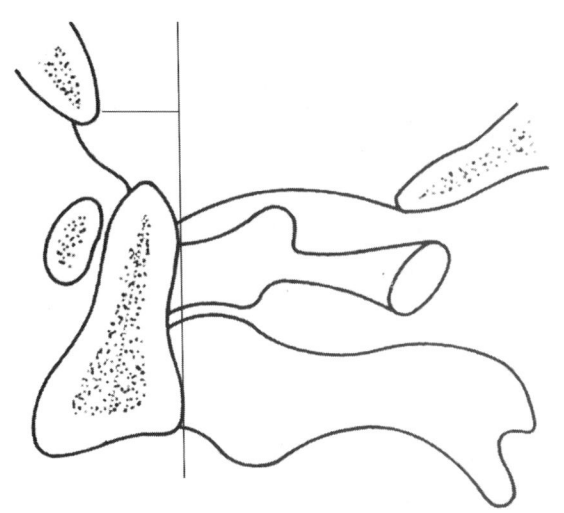

a. 示意图

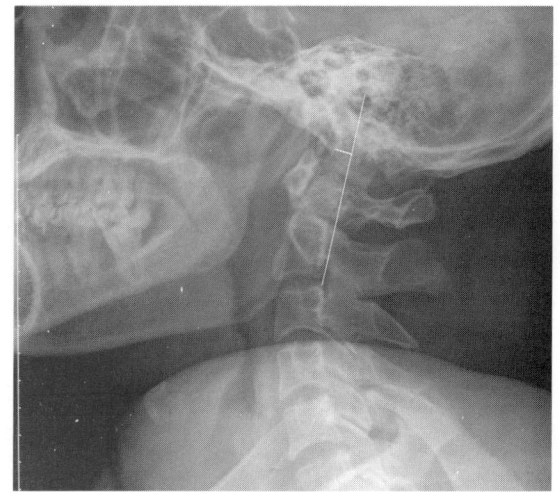

b. X线测量

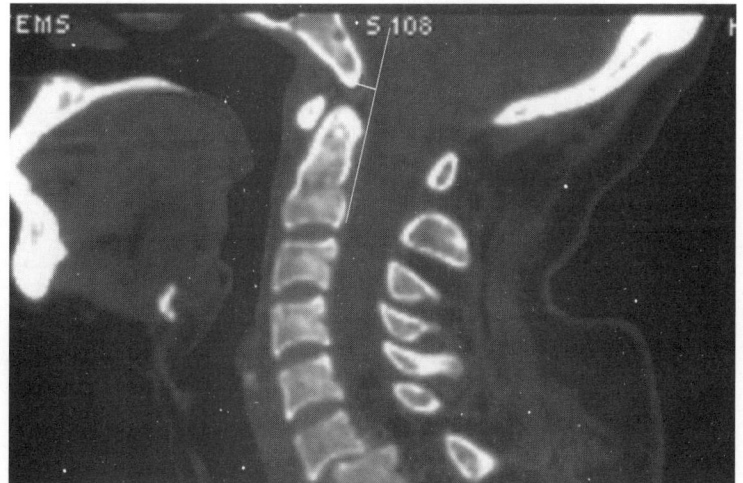

c. CT测量

图 8-2 枕骨大孔前缘至枢椎体后缘距离(a—c)

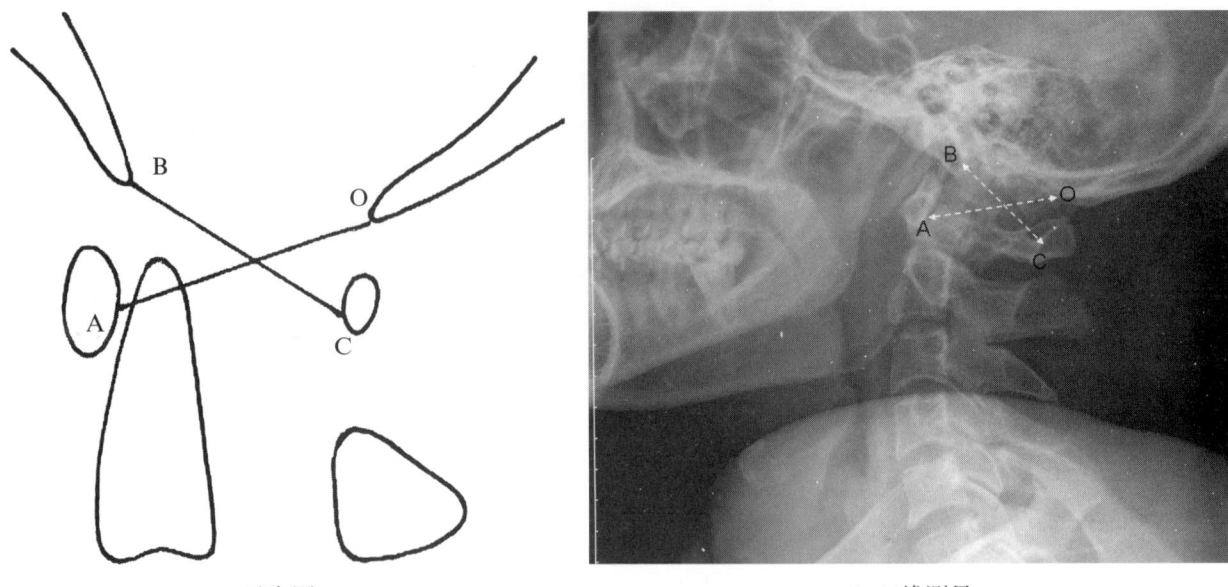

a. 示意图　　　　　　　　　　　　　　b. X线测量

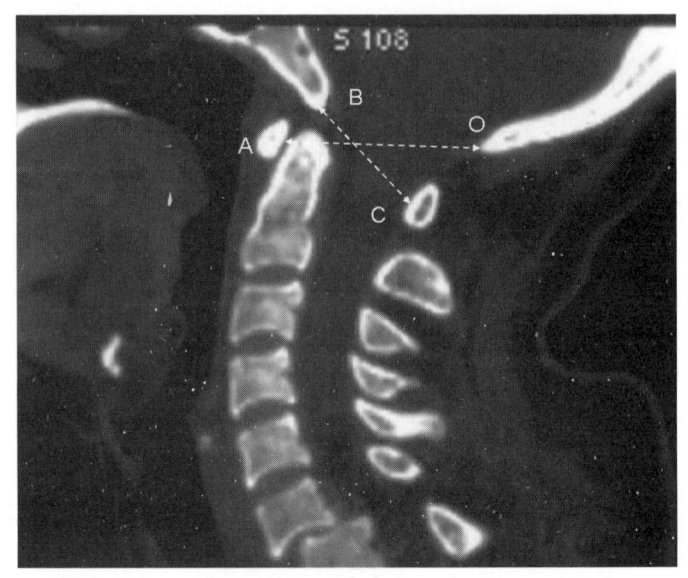

c. CT测量

图 8-3　power 比值(a—c)

(A：寰椎前结节；B：枕骨大孔前缘；C：寰椎后结节；O枕骨大孔后缘)

4. Lee 法

侧位片上枕骨大孔前缘与枢椎棘突前缘中点作一连线(B-SL线)，枕骨大孔后缘与枢椎椎体后缘最下端作一连线(O-PI线)，两者相交呈 X形，又称 X-line 法。正常情况下，齿突尖的后上缘和寰椎后结节的前上缘均正好经过各连线(图 8-4)。

临床意义：齿突尖和寰椎后结节向线后方移位，提示寰枕关节前脱位；齿突尖和寰椎后结节向线前方移位，提示寰枕关节后脱位；齿突尖和寰椎后结节同时远离连线，提示寰枕关节垂直脱位。

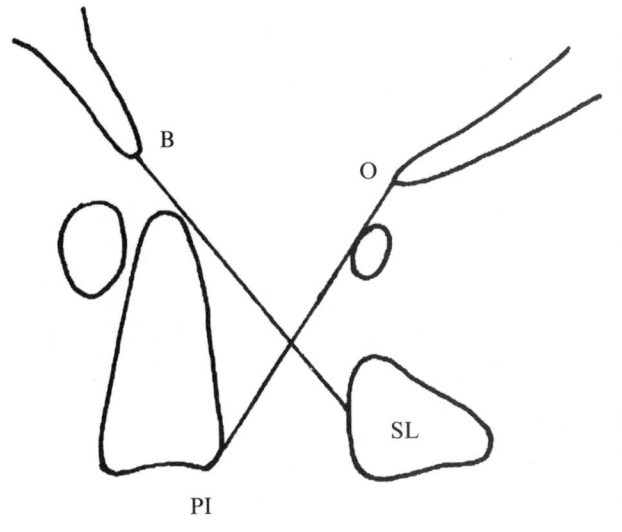
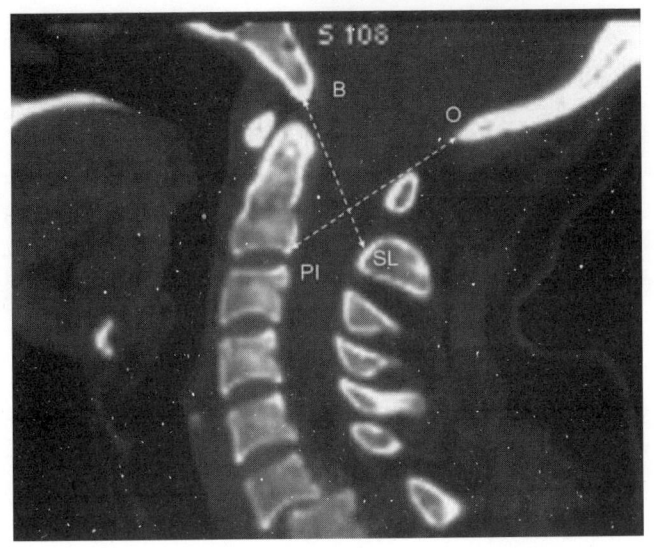

图 8-4　Lee 法(a—c)
(B：枕骨大孔前缘；O：枕骨大孔后缘；PI：枢椎椎体后缘下端；SL：枢椎棘突前缘中点)

二、寰椎横韧带损伤的测量

1. 寰齿间距

X 线侧位像上从寰椎前结节后缘到齿状突前缘的距离，一般从前结节后方下缘取两点侧量取其平均值，或作前结节后缘下方与齿状突前缘的切线，取其最短距离。

如寰齿间距大于 5 mm，则说明横韧带断裂，寰椎不稳定或脱位(图 8-5)。

小儿(3~15 岁)正常值 1~4 mm；大于 5 mm 以上为异常。

成人正常值 2.5 mm 以下，大于 3 mm 以上为异常。

成人寰齿间距为 3~5 mm，常提示有横韧带撕裂；5~10 mm，提示横韧带断裂，合并部分辅助韧

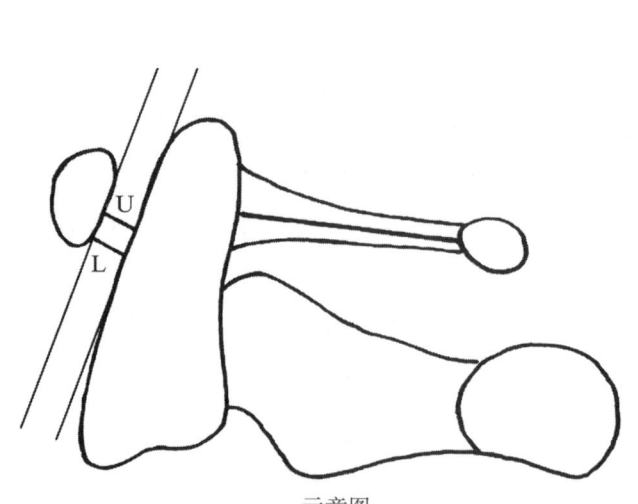

a. 示意图　　　　　　　　　　　　b. 枕颈部侧位平片

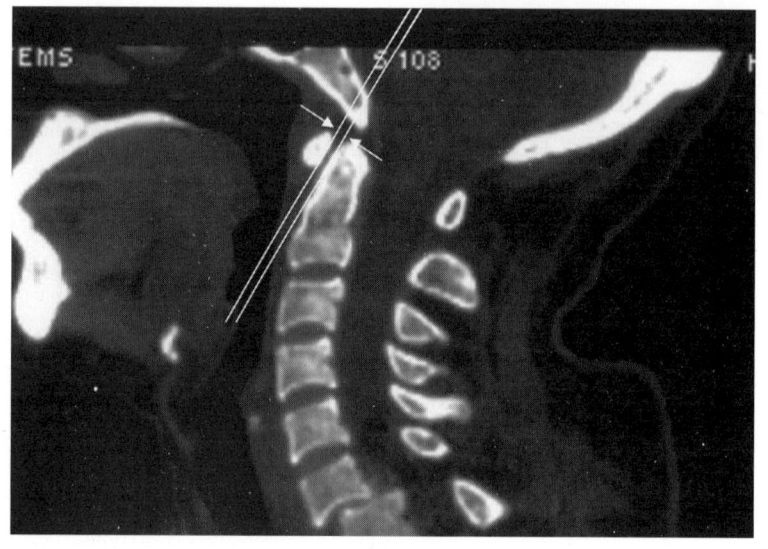

c. CT测量

图 8-5　寰齿间距测量(a—c)

带撕裂；10～12 mm，则提示全部韧带断裂。

2. 两侧侧块移位距离

张口位 X 线片上，两侧侧块移位的距离之和，正常值为 0。其临床意义为：寰椎骨折时，小于 5.7 mm 说明寰椎横韧带未断，可选择非手术治疗；大于 6.9 mm 则说明横韧带完全断裂，有手术指征（图 8-6）。CT 片上也可以得到类似的结果。MRI 的应用，可直观地看到横韧带损伤的情况。

三、寰枢关节有关的测量

1. 齿突侧间隙（图 8-7）

张口位片上，枢椎齿状突与寰椎两侧块内侧缘下端之间的距离。其临床意义：正常 2～3 mm，两侧间隙差＜2 mm，居中或两侧对称；偏位或左右不对称，间隙差＞3 mm，考虑寰枢椎旋转脱位。

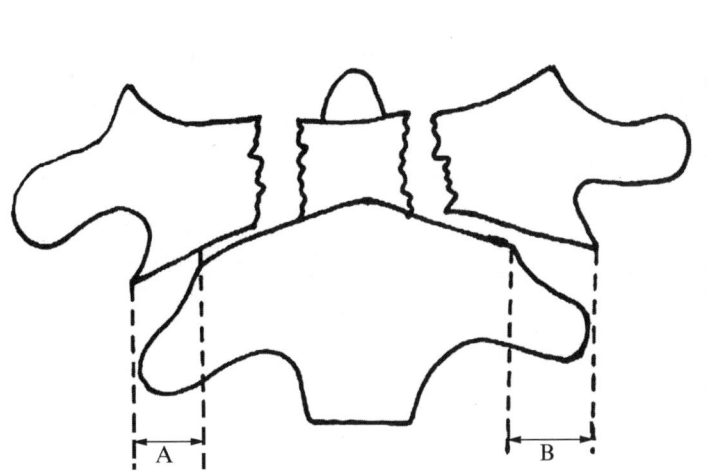
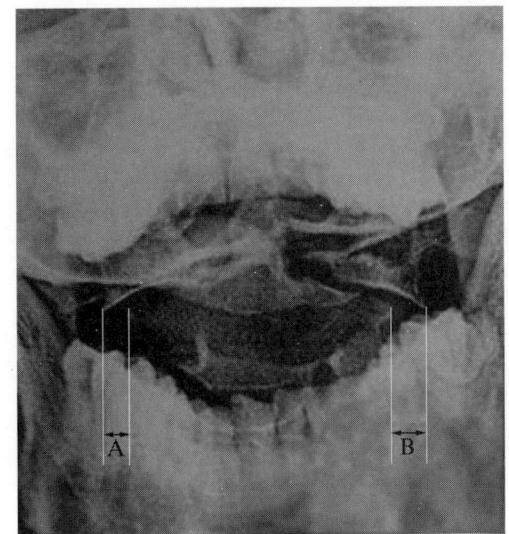

a.示意图　　　　　　　　　　　　　　b.颈椎张口位片

图 8-6　寰椎横韧带断裂的测量(a—b)

(A+B>6.9 mm,说明横韧带完全断裂)

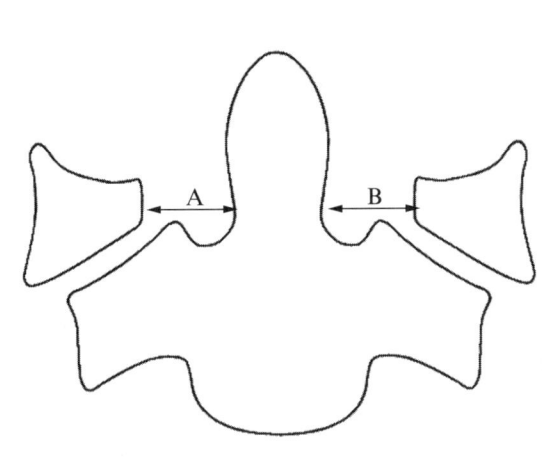
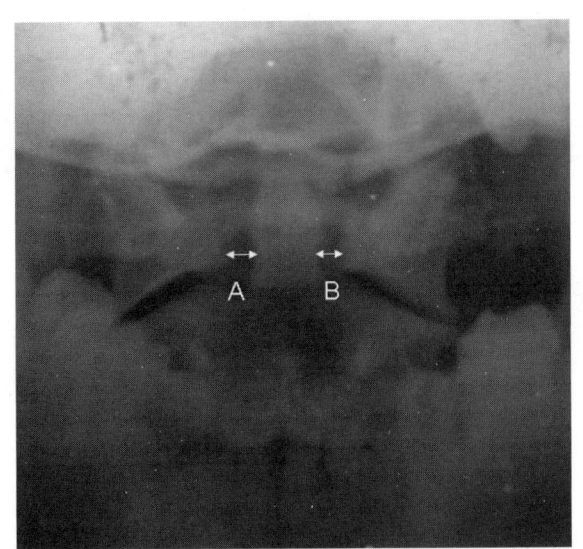

a.示意图　　　　　　　　　　　　　　b.颈椎张口位片

图 8-7　齿突侧间隙的测量(a—b)

2. 外侧寰枢关节间隙(图 8-8)

张口位 X 线片上外侧寰枢关节之间的距离。正常 1～2 mm,两侧基本等宽。其临床意义：寰椎旋转脱位时两侧宽度明显不等,寰枢关节慢性劳损时小于 1 mm,甚至消失。

3. Redlund-Johnell 距离(图 8-9)

枕颈部侧位片上测量枢椎椎体下缘中点至 McGregor 线(硬腭后缘与枕骨大孔后下缘连线)的垂直距离。

正常值为：男大于 37 mm,女大于 34 mm。其临床意义为：男小于 37 mm,女小于 34 mm 提示寰枢椎间关节破坏。

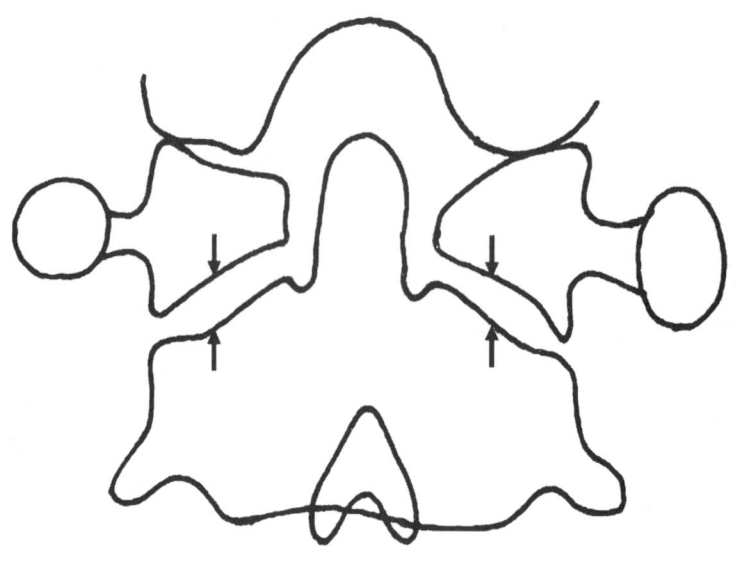
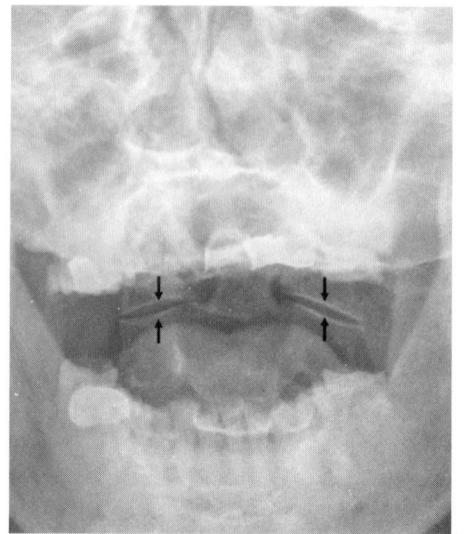

a. 示意图　　　　　　　　　　　　b. 颈椎张口位片

图 8-8　外侧寰枢关节间隙(a—b)

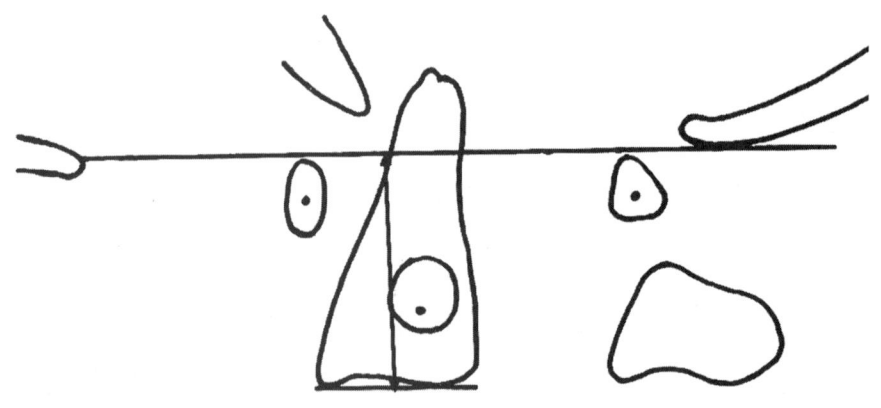

a. 示意图

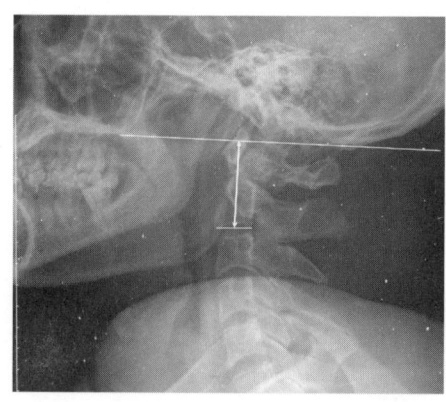
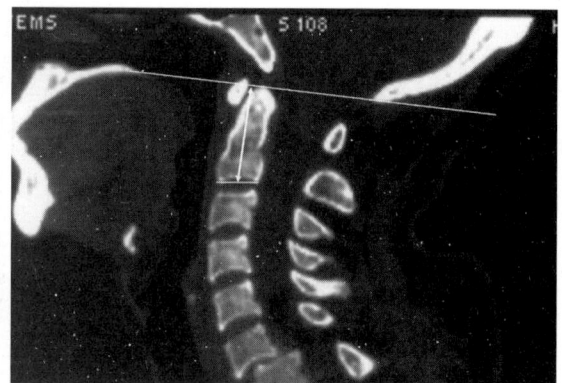

b. X线测量　　　　　　　　　　　c. CT测量

图 8-9　Redlund-Johnell 距离(a—c)

4. 寰枢椎稳定性的测量(图 8-10)

颅底侧位片上,取寰椎前弓下缘与枕骨大孔下缘连线为寰枕线(AB),此线与齿状突后缘相交于C

点,从 A 点至 C 点称为前段线(AC)。

临床意义:正常前段线(AC)是寰枕线(AB)的 1/3,大于 1/3 表示齿状突后移。

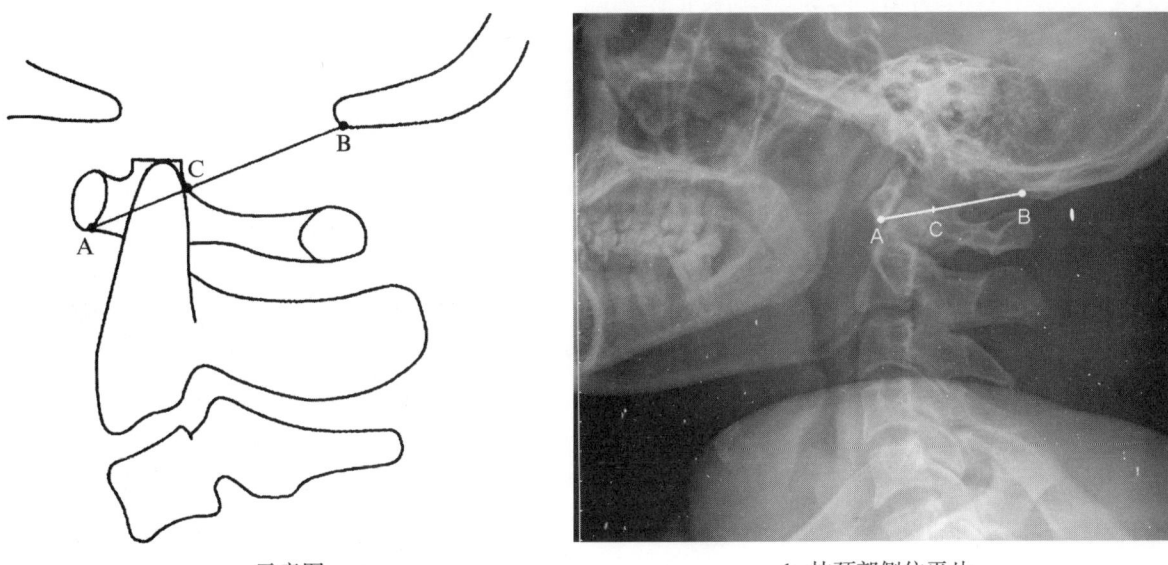

a. 示意图　　　　　　　　　　　　b. 枕颈部侧位平片

图 8-10　寰枢椎稳定性的测量(a—b)

四、上颈椎不稳指数(Instability Index)(图 8-11)

颅底侧位片上,后伸位与前屈位脊髓有效空间(space available for the spinal cord,SAC)差与后伸位脊髓有效空间的比值。

上颈椎不稳指数(Instability Index)=(后伸位 SAC－前屈位 SAC)/后伸位 SAC×100%。

临床意义:Instability Index>40% 可能会出现脊髓压迫症状。

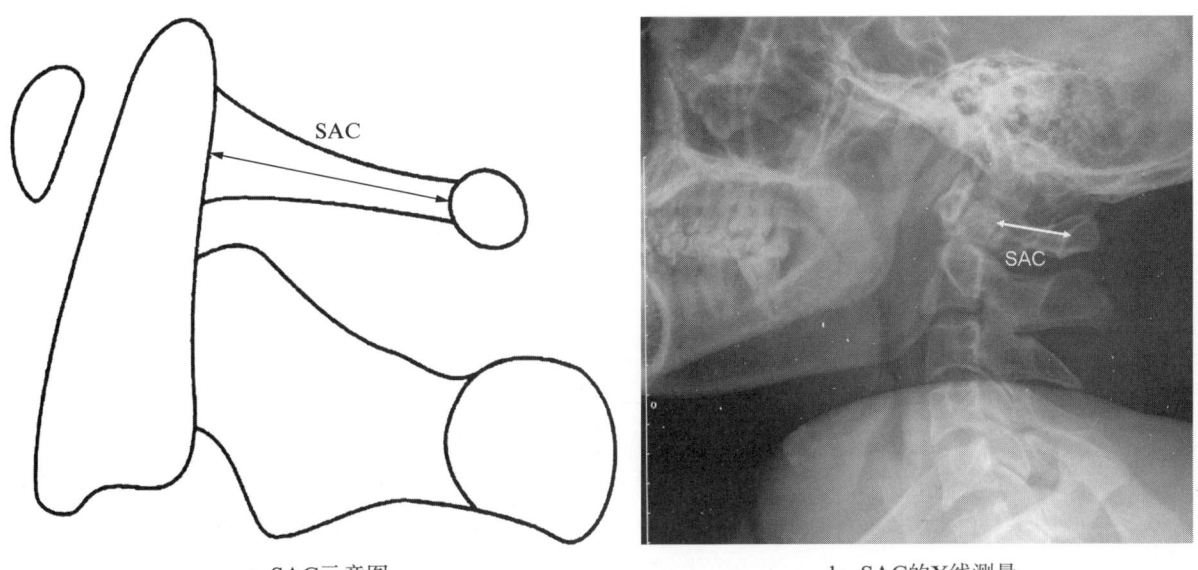

a. SAC示意图　　　　　　　　　　b. SAC的X线测量

图 8-11　上颈椎不稳指数测量(a—b)

五、咽后间隙与气管后间隙

咽后间隙：枢椎椎体前下缘与咽后壁的距离（图 8-12）。

正常值：儿童 3.5 mm（2～7 mm），成人 3.4 mm（1～7 mm）。

气管后间隙：第 6 颈椎椎体前下缘与气管后壁的距离。

正常值：儿童 7.9 mm（5～14 mm），成人 14.0 mm（9～22 mm）

颈椎前方脓肿形成和外伤造成血肿，肿胀会使间隙扩大。颈椎过伸性损伤而骨折不明显时，应注意这一部分软组织影的扩大，有时此间隙超出正常值，可能成为唯一的影像学证据。

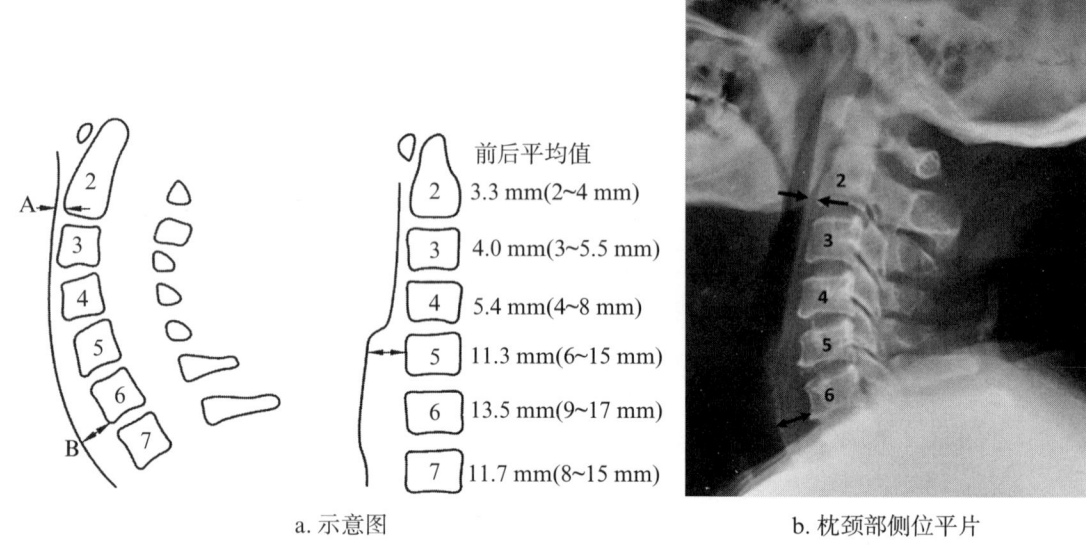

a. 示意图　　　　　　　　b. 枕颈部侧位平片

图 8-12　咽后间隙与气管后间隙（a—b）

第二节　胸腰椎外伤的影像测量

一、椎体压缩程度的测量

椎体压缩程度指侧位片上压缩椎体前缘压缩高度与压缩椎体的正常高度的比值（图 8-13），压缩 1/3 以内为轻度，压缩 1/3～2/3 为中度，压缩大于 2/3 为重度。

椎体压缩程度 =（B－A）/B×100%。

二、椎体脱位程度的测量

测量脱位椎椎体后缘的延长线，在下位椎椎体上缘前后径上向前移动距离（图 8-14），达上缘前后径 1/4 以内为 Ⅰ 度，1/4～2/4 为 Ⅱ 度，大于 2/4～3/4 为 Ⅲ 度，大于 3/4 至完全错位为 Ⅳ 度。

三、关节突移位分度

一般分为三度。Ⅰ度：上位椎的关节突向上移位；Ⅱ度：关节突跳跃，即上位椎的下关节突尖，正落在

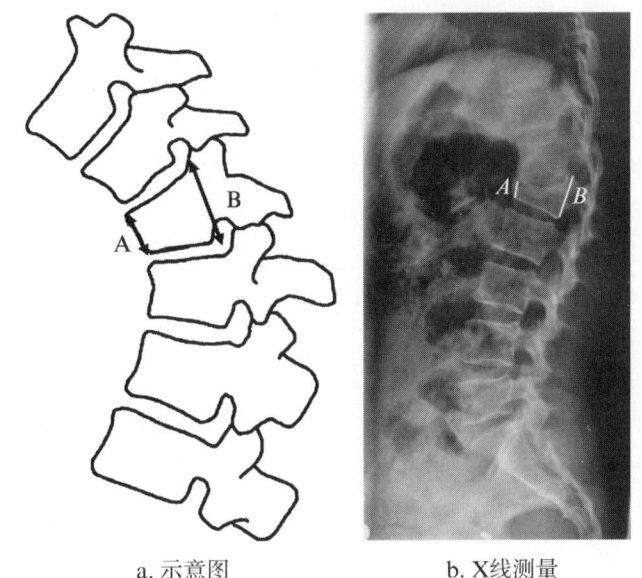

a. 示意图　　　　b. X线测量

图8-13　椎体压缩程度的测量(a—b)

(A：椎体前缘高度，B：椎体后缘高度)

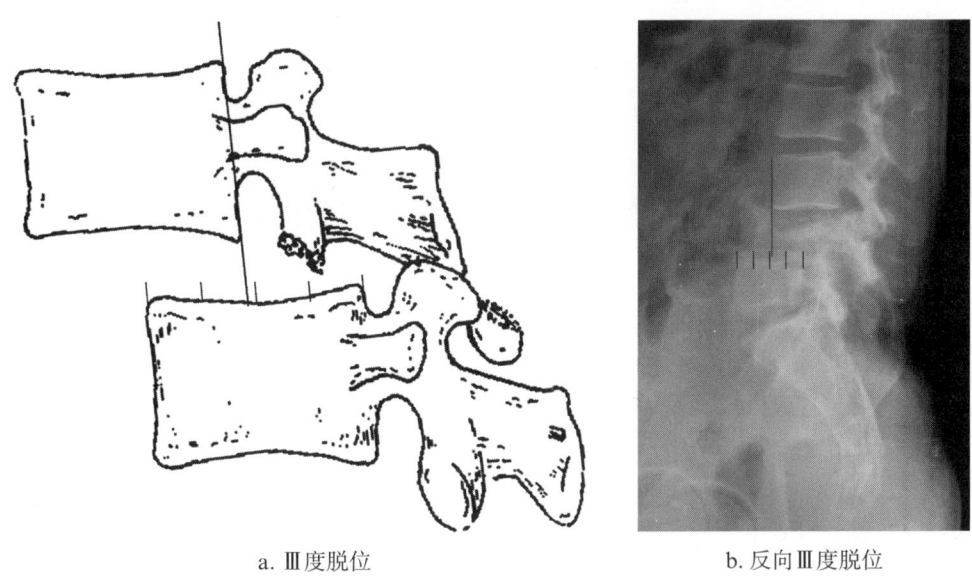

a. Ⅲ度脱位　　　　b. 反向Ⅲ度脱位

图8-14　椎体脱位程度的测量(a—b)

下位椎的上关节突的尖上；Ⅲ度：关节突交锁，即上位椎的下关节突移位至下位椎上关节突的前方。

四、棘突间距的测量

测量骨折椎或脱位椎的棘突尖与其上方或下方棘突尖之间的距离，与其邻近两棘突尖间之距离相比较，增大者表明棘间韧带断裂(图8-15)。

五、椎体后上角突入椎管程度

作骨折椎及其上位椎椎体后缘的延长线，上位椎椎体后缘延长线与骨折椎上终板交点，此交点至椎体后上缘的距离代表了骨折椎椎体后缘突入椎管的程度(图8-16)。

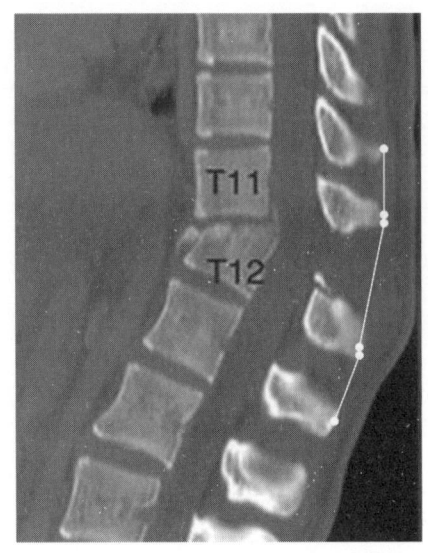

图 8-15 CT矢状位扫描显示(T11~T12棘突间距增宽)

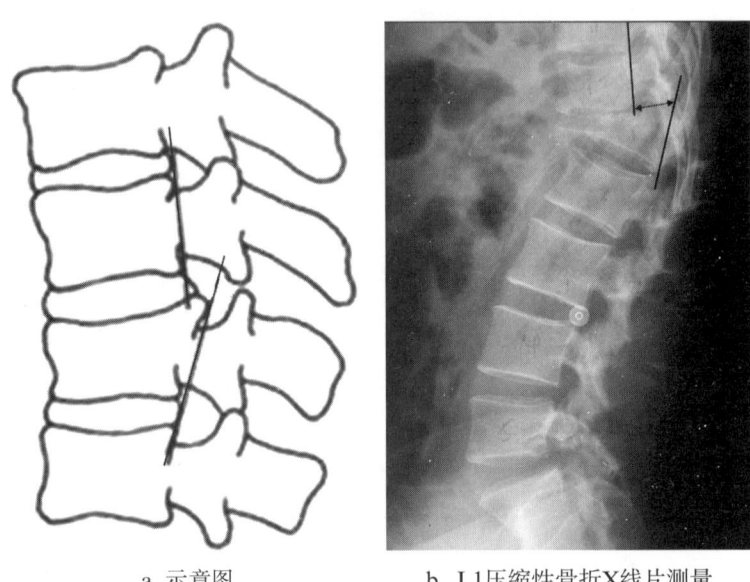

a. 示意图　　　　　　b. L1压缩性骨折X线片测量

图 8-16 椎体后上角突入椎管程度(a—b)

六、脊柱后弓角

作骨折椎及其上位椎椎体后缘的延长线,此两线的夹角为脊柱后弓角(图 8-17)。

七、胸腰椎骨折椎管狭窄程度的测量

爆裂骨折块突入椎管的程度一般通过CT横切位片进行判断,有两种计算方法:一为椎管中央矢状径缩小程度(与上或下位椎比较,如图 8-17),计算方法为$(B-A)/B \times 100\%$;二为椎管面积缩小程度。

前者简单,后者复杂。缩小在1/3以内即保留2/3为轻度狭窄,1/3~2/3为中度狭窄,大于2/3为重度狭窄(图 8-18)。

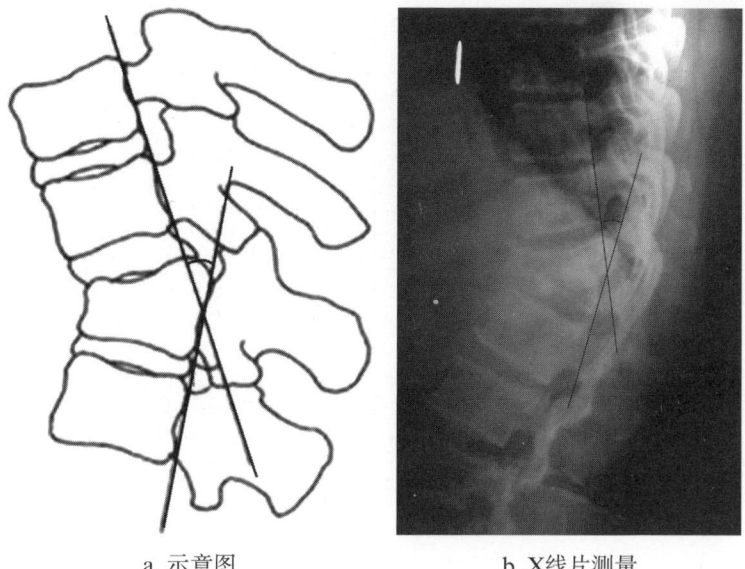

a. 示意图　　　　　　b. X线片测量

图 8-17　椎体后上角突入椎管程度(a—b)

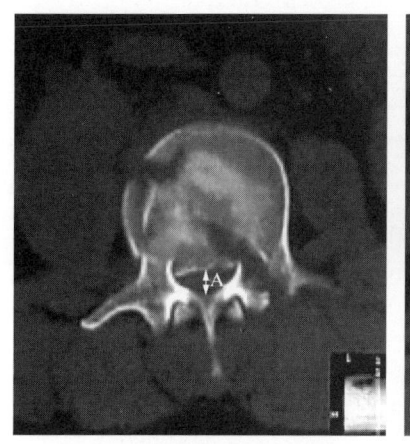 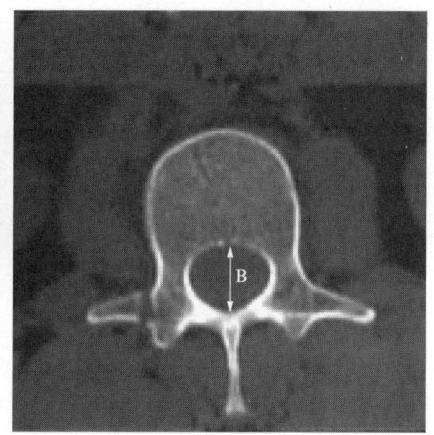

a. 骨折椎椎管中央矢状径　　　　　　b. 正常椎椎管中央矢状径

图 8-18　椎管狭窄程度的测量(a—b)

参 考 文 献

［1］ 刘云鹏,刘沂. 骨关节损伤和疾病的诊断分类及功能评定标准. 北京：清华大学出版社,2001.

［2］ Powers B, Miller MD, Kramer RS, et al. Traumaticatlantooccipital dislocation with survival. Neurosurg,1979,4：12-17.

［3］ Ranawat CS. Cervical spine fusion in theumatoidarthritis. J Bone Joint Surg,1979,61A：1003-1010.

［4］ Jackson RS, Banit DM, Rhyne AL 3rd, et al. Upper cervical spine injuries. J Am Acad Orthop Surg,2002,10(4)：271-280.

［5］ Holdsworth FW. Diagnosis and treatment of fractures of the spine. Manit Med Rev,1968,

48(1):13-15.

[6] Will6n J, Anderson J, Toomoka K, et al. The natural history of burst fractures at the thoracolumbar junction. J Spinal Disord,1990,3(1):39-46.

[7] Lee C, Woodring JH, Goldstein SJ, et al. Evaluation of traumatic atlantooccipital dislocations. AJNR Am J Neuroradiol,1987 Jan-Feb,8(1):19-26.

[8] Gerlock AJ Jr, Mirfakhraee M, Benzel EC. Computed tomography of traumatic atlantooccipital dislocation. Neurosurgery,1983 Sep,13(3):316-319.

[9] Deliganis AV, Mann FA, Grady MS. Rapid diagnosis and treatment of a traumatic atlantooccipital dissociation. AJR Am J Roentgenol,1998 Oct,171(4):986.

[10] Guglielmi G, di Chio F, Vergini MR, et al. Early diagnosis of vertebral fractures. Clin Cases Miner Bone Metab,2013Jan,10(1):15-18.

[11] Park KD, Jee H, Nam HS, et al. Effect of medial branch block in chronic facet joint pain for osteoporotic compression fracture: one year retrospective study. Ann Rehabil Med,2013 Apr,37(2):191-201.

[12] Diacinti D, Pisani D, Barone-Adesi F, et al. A new predictive index for vertebral fractures: the sum of the anterior vertebral body heights. Bone,2010 Mar,46(3):768-773.

[13] Bensch FV, Koivikko MP, Kiuru MJ, et al. Measurement of spinal canal narrowing, interpedicular widening, and vertebral compression in spinal burst fractures: plain radiographs versus multidetector computed tomography. Skeletal Radiol,2009 Sep,38(9):887-893.

[14] Penning L, Irwan R, Oudkerk M. Measurement of angular and linear segmental lumbar spine flexion-extension motion by means of image registration. Eur Spine J,2005 Mar,14(2):163-170.

[15] Deliganis AV, Baxter AB, Hanson JA, et al. Radiologic spectrum of craniocervical distraction injuries. Radiographics. 2000;20 Spec No:S237-50. Erratum in: Radiographics,2001 Mar-Apr,21(2):520.

[16] Grampp S, Genant HK, Mathur A, et al. Comparisons of noninvasive bone mineral measurements in assessing age-related loss, fracture discrimination, and diagnostic classification. J Bone Miner Res,1997 May,12(5):697-711.

[17] Grampp S, Jergas M, Lang P, et al. Quantitative CT assessment of the lumbar spine and radius in patients with osteoporosis. AJR Am J Roentgenol,1996 Jul,167(1):133-140.

[18] Sauer P, Leidig G, Minne HW, et al. Spine deformity index (SDI) versus other objective procedures of vertebral fracture identification in patients with osteoporosis: a comparative study. J Bone Miner Res,1991 Mar,6(3):227-238.

第九章 脊柱侧凸的测量

脊柱侧凸是指脊柱的一个或数个节段向侧方弯曲伴有椎体旋转的三维脊柱畸形。国际脊柱侧凸研究学会(Scoliosis Research Society, SRS)对脊柱侧凸的定义是：应用 Cobb 法测量，站立正位 X 线片上脊柱侧方弯曲的角度大于 10°，即为脊柱侧凸。

第一节 脊柱侧凸的分类

脊柱侧凸按病因可分成两大类：即非结构性脊柱侧凸和结构性脊柱侧凸。

一、非结构性脊柱侧凸

非结构性脊柱侧凸是指由于某些原因所致的暂时性侧凸，脊柱及其支持组织无异常，侧方弯曲或牵引位 X 线片上畸形可矫正，病因去除后，脊柱侧凸即可消除，查体和 X 线片上患者左右侧方弯曲能力保持对称。非结构性侧凸一般度数较小，常表现为腰弯或胸腰弯。

非结构性脊柱侧凸可由下列原因引起：① 姿态性脊柱侧凸；② 癔症性脊柱侧凸；③ 神经根受刺激，如椎间盘突出、肿瘤；④ 炎症：如阑尾炎；⑤ 下肢不等长；⑥ 髋关节挛缩。

二、结构性脊柱侧凸

结构性脊柱侧凸的特征性改变是在侧弯的凸侧有固定的旋转畸形，尤其在向前弯腰时非常明显，椎体向凹侧旋转，脊柱活动度在左右侧方弯曲 X 线片上两侧不对称。

结构性脊柱侧凸分类如下：① 特发性脊柱侧凸；② 先天性脊柱侧凸；③ 神经肌肉性脊柱侧凸；④ 神经纤维瘤病合并脊柱侧凸；⑤ 间质病变所致脊柱侧凸有先天性和获得性之分，先天性如马方综合征、黏多糖增多症、软骨发育不良、先天性多关节挛缩症，获得性如类风湿关节炎；③ 其他，如少儿性骨骺炎；⑥ 创伤性脊柱侧凸分椎体创伤和椎体外创伤，椎体创伤如骨折、放射性或手术继发，椎体外创伤如烧伤、胸廓成形术后；⑦ 继发性脊柱侧凸。由刺激性症状引起的暂时性结构性脊柱侧凸，如脊柱肿瘤、骨样骨瘤、神经根刺激；⑧ 其他原因，如代谢性、营养性、内分泌性原因引起的脊柱侧凸。

第二节 脊柱侧凸测量常用的影像学检查方法

一、X 线摄片方法

1. 脊柱全长正侧位片

站立位摄脊柱全长正侧位，并包括两侧髂嵴，以反映畸形的真实情况和躯干的平衡状态，可以初步确定畸形的类型、病因、部位、严重度和柔软性。

2. 去旋转 X 线片（Stagnara 位片）

为观察真正的脊柱矢状面形态和侧凸的程度，透视下旋转患者，出现最大弯度时摄片，即 Stagnara 片。

3. 左右侧屈位片（Bending 位片）

患者平卧检查台，在外力帮助下达到最大程度左右侧屈时摄的 X 线正位片。

4. 牵引位片（Traction 位片）

在双上肢悬吊、双足离地时拍摄的全脊柱正位片，以观察脊柱柔韧性。

5. 支点侧屈摄片（fulcrum bending 位片）

患者侧卧位，凸倾向下，在顶肋处放一支点，摄后前位 X 线片。在此位置能得到的矫正度数预示着用现代节段性后路手术所能达到的矫正度数（图 9-1）。

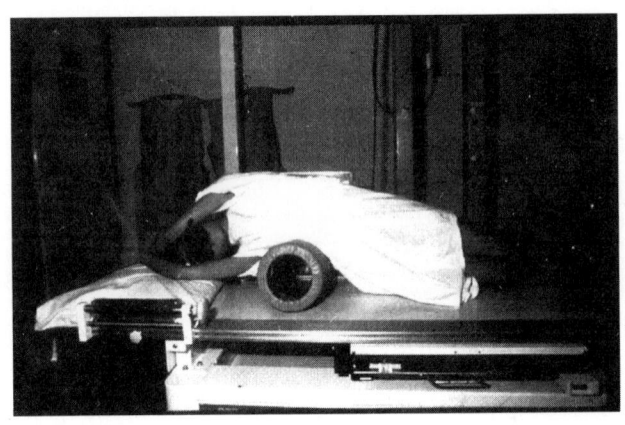

图 9-1　支点侧屈摄片

二、与脊柱侧凸测量有关的基本概念

1. 上、下端椎

是指向脊柱侧弯凹侧倾斜度最大的椎体，即对侧凸贡献最大的上、下椎体。

2. Cobb 角

沿上端椎的上终板和下端椎的下终板各画一条直线，两线垂线的交角即为侧凸的 Cobb 角。

3. 顶椎

腰椎侧凸的顶端常是椎间隙，其下的椎体就是顶椎。它是整个侧凸节段中离骶中线最远，绝对旋转最大、最水平的椎体。顶椎在侧弯中楔形变最明显，侧缘与地面垂直。

4. 中立椎

为旋转中立位椎体，这种椎体斜度最大，通常位于被测量畸形节段两端，保持中立。其意义等同于胸椎双侧凸或胸腰椎双侧凸之间的"转移椎体"，并位于代偿性侧凸的骶中线上或其附近。

5. 中间椎

这是侧凸僵硬区和柔软区交界的椎体，在术中是必须要予以固定的椎体。

6. 上下终椎

这是融合的最末端椎体。终椎必须符合下列条件：① 仰卧位片上两侧椎间隙等宽的椎间盘可保留在融合节段之外，但同时其远端的椎间隙也必须是两侧等宽；② 下终椎必须位于

Harrington稳定区内或被骶中线所中分；③ 未发育成熟者在侧屈位片中必须是去旋转至中立位或接近中立位；④ 向凸侧侧屈时，下终椎椎体必须位于稳定区内，是第一个进入稳定区的椎体；⑤ 向凹侧侧屈时下终椎凸侧椎间隙开放，而向凸侧侧屈时终椎凹侧椎间隙开放；⑥ 终椎在凹侧侧屈位片上可自动去旋转，并且必须是旋转中立位；⑦ 终椎远端的矢状面的曲线正常。

7. 稳定椎

指被骶骨中线平分的最近侧椎体或被骶骨中线平分的椎间隙的尾侧椎体。

三、X线评估参数

1. 弯曲度测量（Cobb角）

在正位片上确定侧凸的上、下端椎，这两个椎节是整个弯曲中最为倾斜的脊椎，通常呈旋转中立位，沿上端椎的上终板和下端椎的下终板各画一直线，两线垂直线之夹角即为侧凸的Cobb角（图9-2）。

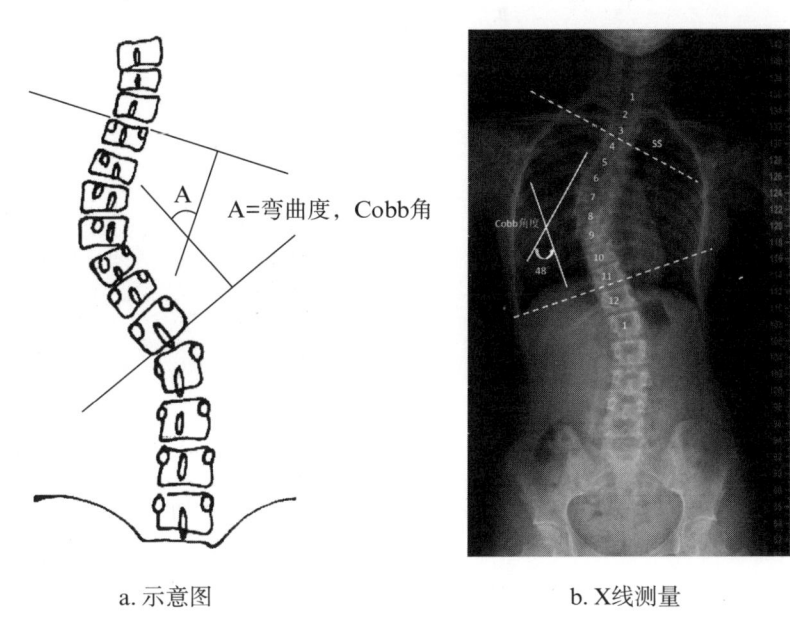

a. 示意图　　　　　　　　b. X线测量

图9-2　侧凸弯曲度测量（a—b）

2. 椎体旋转度测量

根据正位X线片上椎弓根与椎体侧壁的位置关系，将其分为五度（图9-3）。

0度（正常）：椎弓根对称。

Ⅰ度：凸侧椎弓根移向中线，但未超出第1格，凹侧椎弓根变小。

Ⅱ度：凸侧椎弓根已移至第2格，凹侧椎弓根消失。

Ⅲ度：凸侧椎弓根移至中央，凹侧椎弓根消失。

Ⅳ度：凸侧椎弓根超越中线，靠近凹侧。

3. 骨骼发育成熟度（Risser征）

骨骼成熟度在评估脊柱侧凸的进展和决定治疗措施中非常重要，常用髂骨骨骺发育情况来评价。将髂嵴分成4等份，骨化由髂前上棘移向髂后上棘进行（图9-4），骨骺移动25％为Ⅰ度，50％为Ⅱ度，75％为Ⅲ度，移动到髂后上棘为Ⅳ度，骨骺与髂骨融合为Ⅴ度，此时脊柱骨骺生长停止。X线侧位片上椎体上缘骨骺环与椎体融合也说明脊柱生长发育停止。

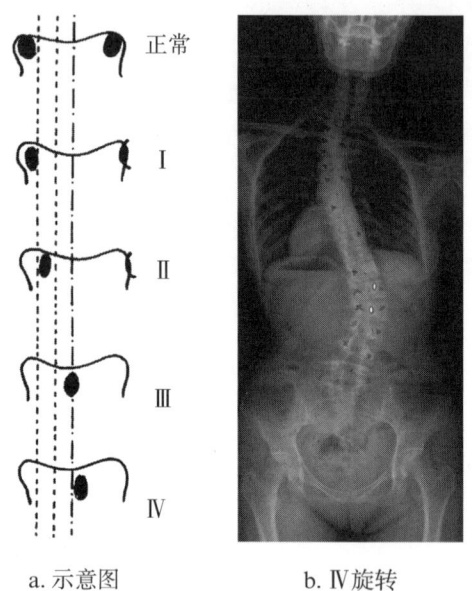

图 9-3 椎体旋转度测量和分级（a—b）

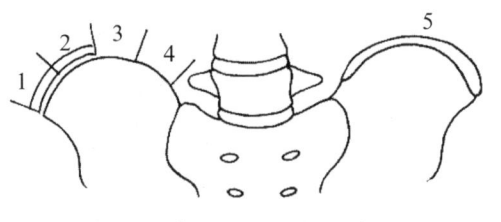

a. 示意图　Risser征Ⅱ度

（1：Risser征Ⅰ度；2：Risser征Ⅱ度；3：Risser征Ⅲ度；
4：Risser征Ⅳ度；5：Risser征Ⅴ度）

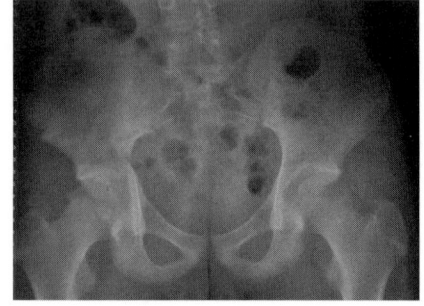

b. X线测量：Risser Ⅳ度

图 9-4　Risser 征分度（a—b）

判断侧凸是否进展主要根据患者性别、侧凸度数、侧凸模式、侧凸开始年龄以及骨骼成熟度。一般来说，女性侧凸更容易进展；侧凸度数越大越容易进展；双主弯和右胸弯更容易发展；起病年龄越早预后越差；骨骼成熟度趋于完成侧凸一般不再进展。

第三节　青少年特发性脊柱侧凸的分型及测量

一、特发性脊柱侧凸

特发性脊柱侧凸指生长发育期间原因不清楚的脊柱侧凸。

二、特发性脊柱侧凸分类

按年龄特点一般将特发性脊柱侧凸分为3种类型：① 幼儿型（0～3岁）；② 少年型（4～9岁）；③ 青春型（10～16岁）。

按脊柱侧凸顶椎所在的解剖位置分为6种类型：① 颈弯：顶椎在C1～C6之间；② 颈胸弯：顶椎在C7～T1之间；③ 胸弯：顶椎在T2～T11之间；④ 胸腰弯：顶椎在T12～L1之间；⑤ 腰弯：顶椎在L2～L4之间；⑥ 腰骶弯：顶椎在L5或S1。

三、特发性脊柱侧凸临床分型及测量

1. King-Moe 分型及测量

1983年，King等根据胸椎侧凸累及的脊椎范围和远端代偿弯的功能结构状态提出了以胸椎弯曲为主的脊柱侧凸分型方法，即目前公认的 King-Moe 分型系统（图 9-5）。

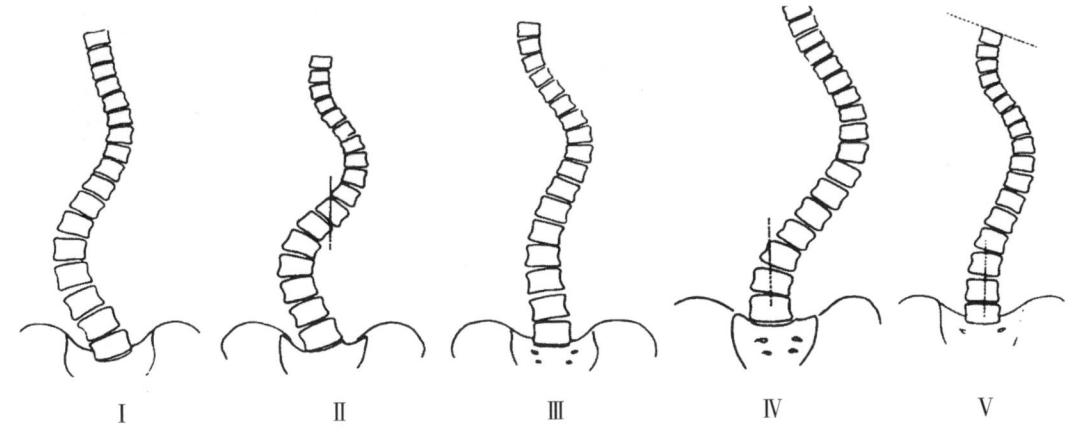

图 9-5　King-Moe 分型系统

（1）King Ⅰ型

约占13%，为胸腰联合弯曲即"S"型弯曲，胸腰弯皆过中线，但腰弯曲度大于胸弯，且顺应性低于胸弯，双弯曲皆为结构性弯曲，即真正的双主弯（图 9-6）。

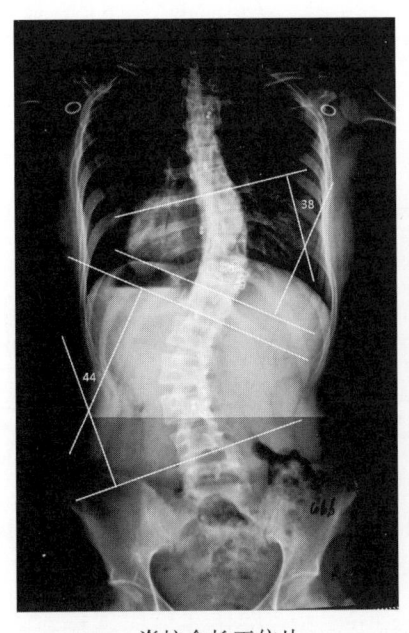
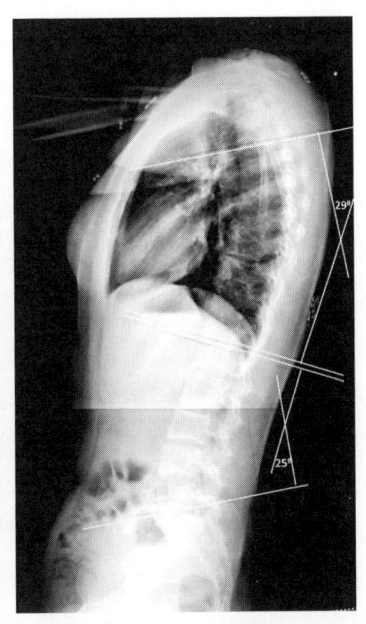

a. 脊柱全长正位片　　　　b. 脊柱全长侧位片

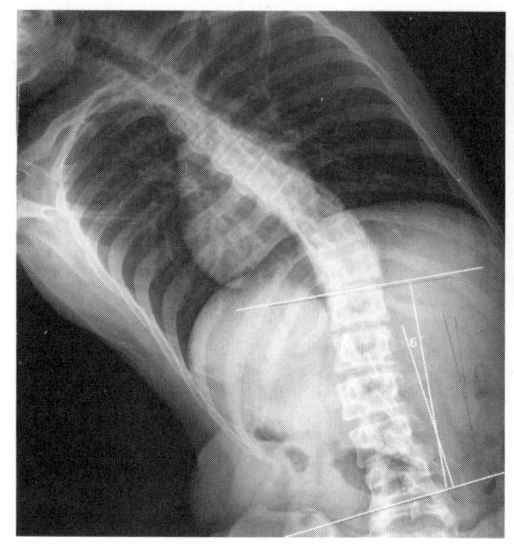
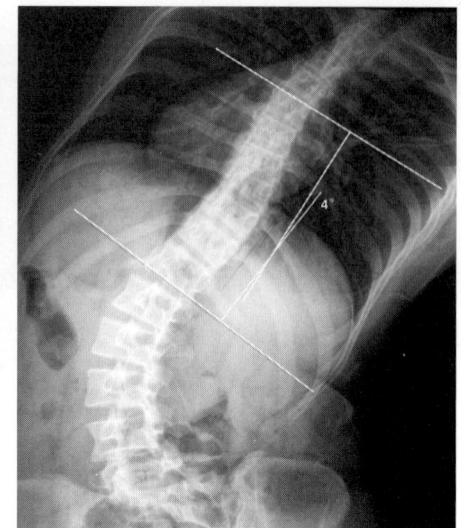

c. 左Bending位片　　　　　　　d. 右Bending位片

图9-6　KingⅠ型图(a—d)

(2) King Ⅱ型

约占33%,为胸腰联合弯曲即"S"型弯曲,胸腰弯皆过中线,但胸弯的Cobb角和旋转均大于腰弯,腰弯的柔软性大于胸弯,稳定椎常为胸$_{12}$或胸$_{11}$或腰$_1$,胸弯为结构性弯曲,即假性双主弯(图9-7)。

(3) King Ⅲ型

约占33%,为胸椎单一弧形弯曲,其伴随的腰弯较小,不过中线,且腰弯为非结构性,站立位上腰弯一般无旋转,失代偿较小或者无,实为真正的胸弯(图9-8)。

(4) King Ⅳ型

约占9%,为一累及较多脊椎的长胸弯,顶椎位于胸椎,通常在胸$_{10}$,但下端椎延伸至腰椎,一般为L2,旋转可能持续到L3~L4。外观畸形明显,但腰$_5$仍位于骶骨中央,显著失代偿(图9-9)。

(5) King Ⅴ型

为双胸弯即胸椎"S"型弯曲,约占11%,上下胸弯均为结构性,胸$_1$向上胸弯的凹侧倾斜,胸$_6$常为两弯的交界椎,为"胸椎双主弯"(图9-10)。

King分型中,比较常见且容易引起混淆的是KingⅠ、KingⅡ及KingⅢ型。由于是双结构性弯曲,皆须对其撑开和融合,如果术中矫正腰弯而忽视了胸弯的矫正,或者相反,术后效果不佳在所难免。

根据此分型系统进行后路融合的原则是:融合主弯的所有节段,主弯中头侧旋转中立位椎到尾侧旋转中立位椎均应融合,融合到稳定椎。此分型系统的主要临床意义为指导矫形手术时融合节段的选择。由于此分型系统有具体的融合范围,而且便于临床医师记忆和理解,因此,目前被广泛应用。但此分型系统是根据侧凸的冠状面畸形和使用Harrington器械矫形结果分析得出的,不能正确反映侧凸的三维畸形,并且分型不完整,未包括单纯腰弯、单纯胸腰弯和三弯。在将其应用于三维矫形器械的治疗时,出现了很多问题,其中问题最多的是KingⅡ型产生的术后失代偿。该分型系统的可靠性和可重复性仅为64%和69%,无法在不同治疗方法间进行比较。

第九章 脊柱侧凸的测量

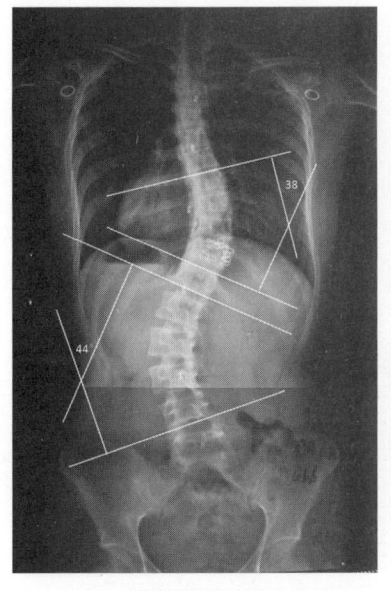
a. 脊柱全长正位片

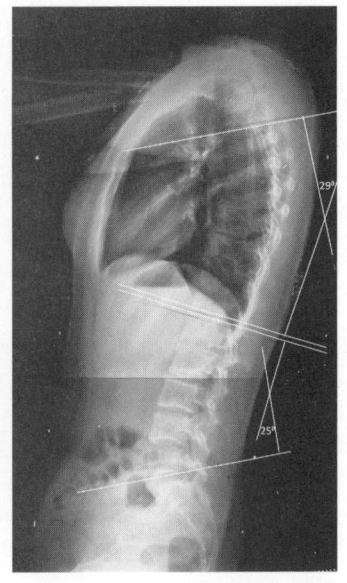
b. 脊柱全长侧位片

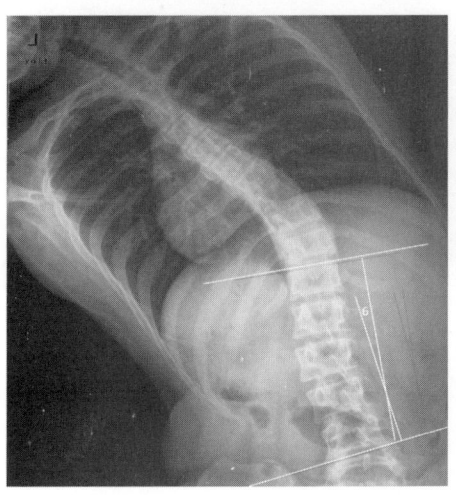
c. 左Bending位片

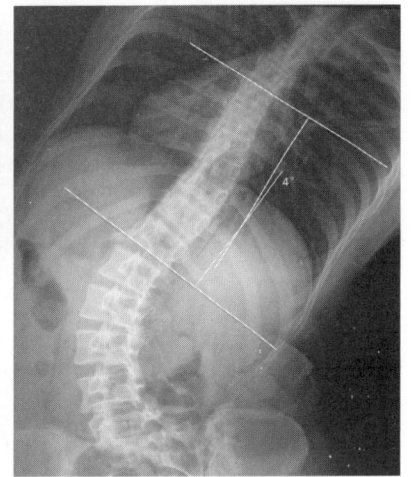
d. 右Bending位片

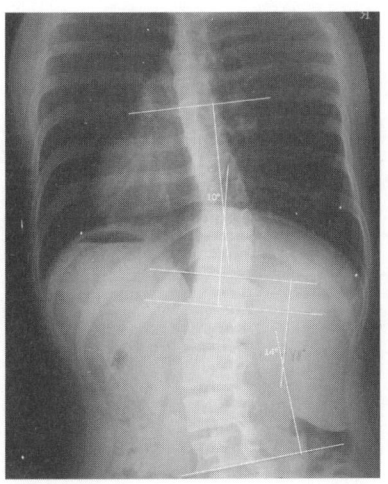
e. 牵引位片

图 9-7　King Ⅱ型（a—e）

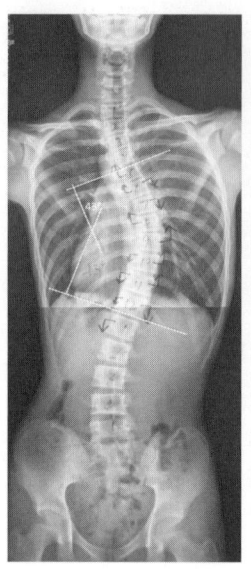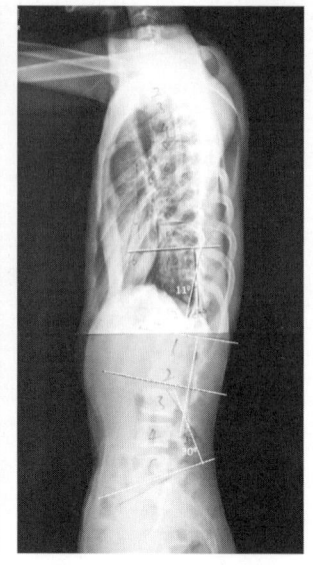

a. 脊柱全长正位片　　b. 脊柱全长侧位片

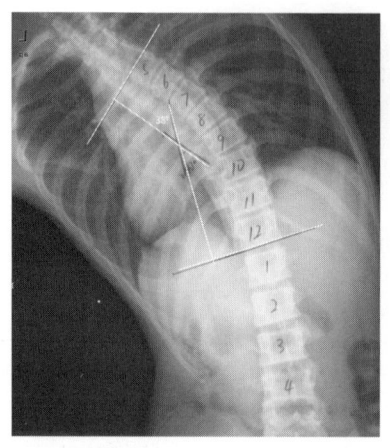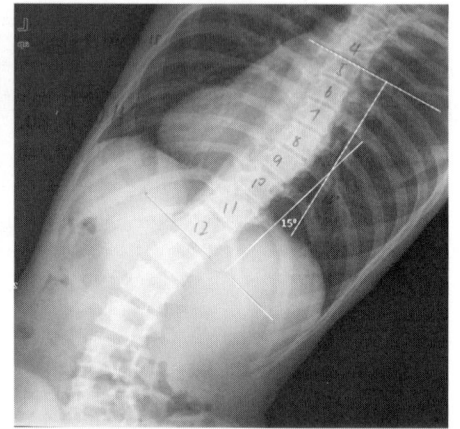

c. 左Bending位片　　d. 右Bending位片

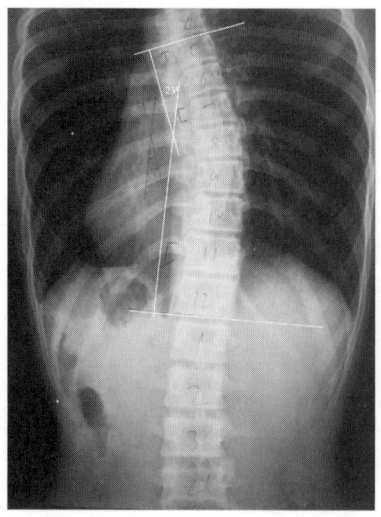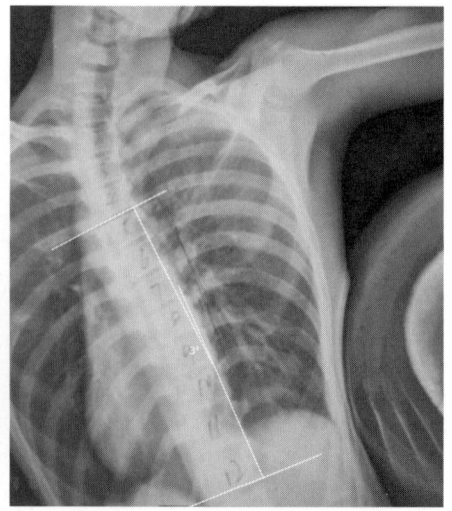

e. 牵引位片　　f. 支点侧屈位片

图 9-8　King Ⅲ型(a—f)

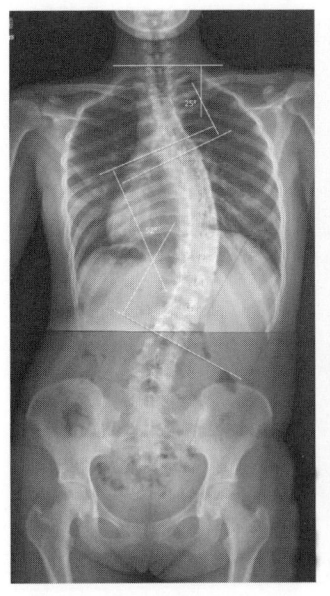

a. 脊柱全长正位片 b. 脊柱全长侧位片

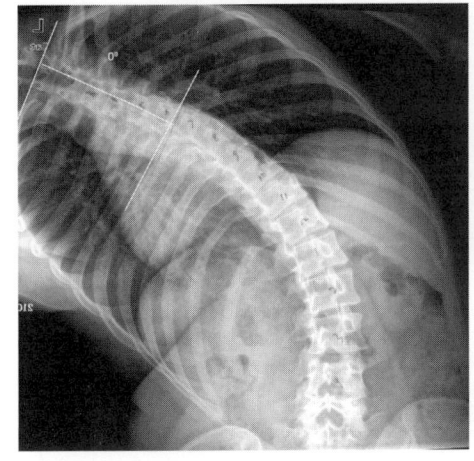

c. 左Bending位片

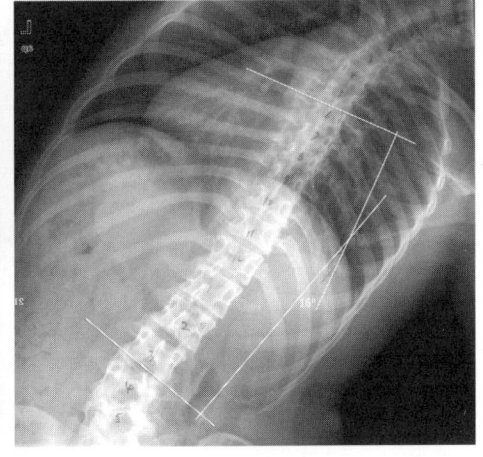

d. 右Bending位片

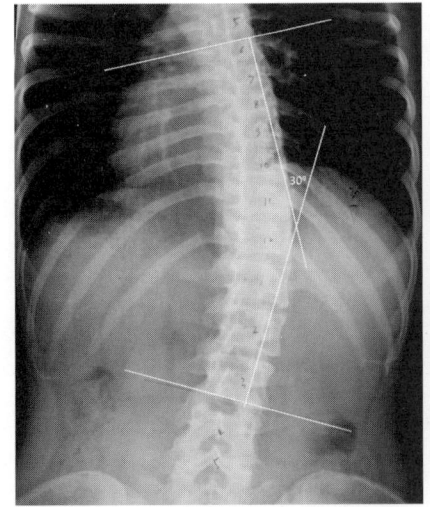

e. 牵引位片

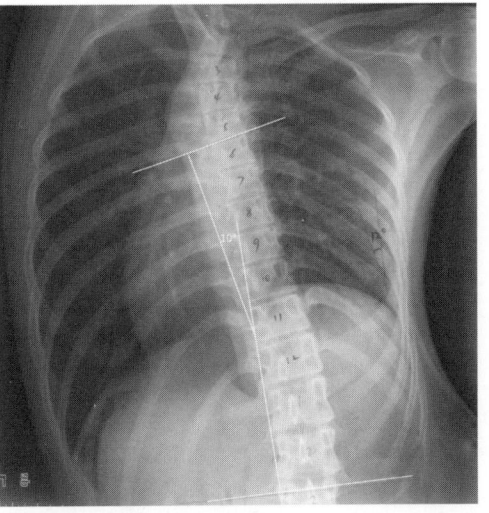

f. 支点侧屈位片

图 9-9　King Ⅳ型 (a—f)

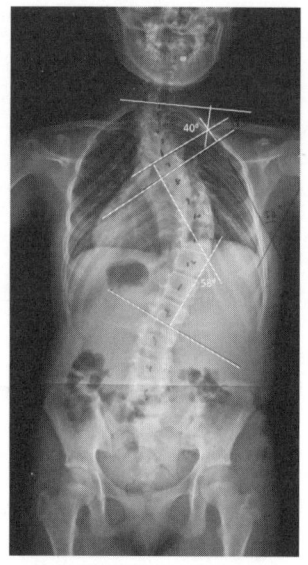 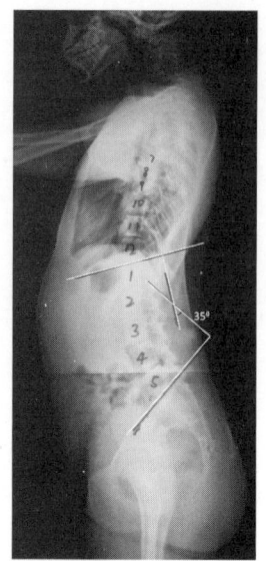

a. 脊柱全长正位片　　　　b. 脊柱全长侧位片

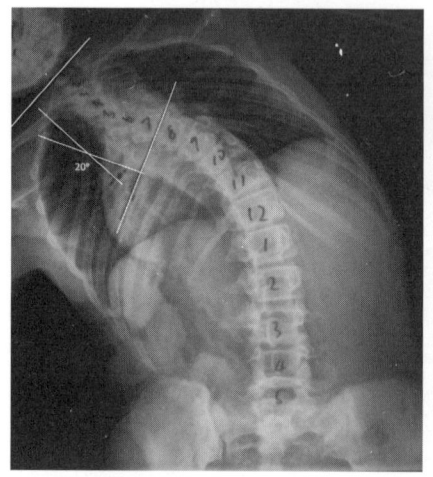 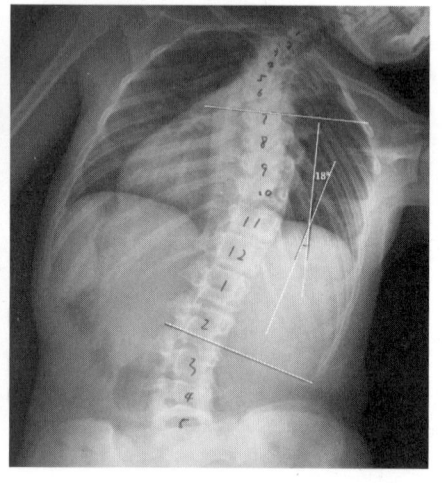

c. 左Bending位片　　　　d. 右Bending位片

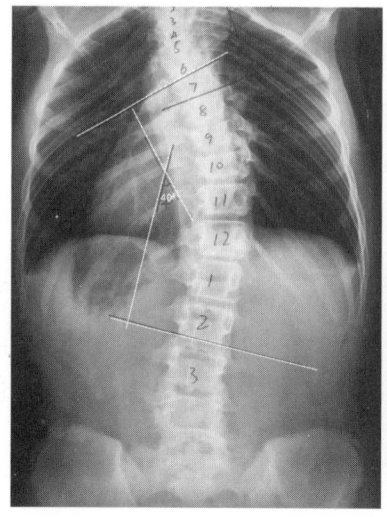 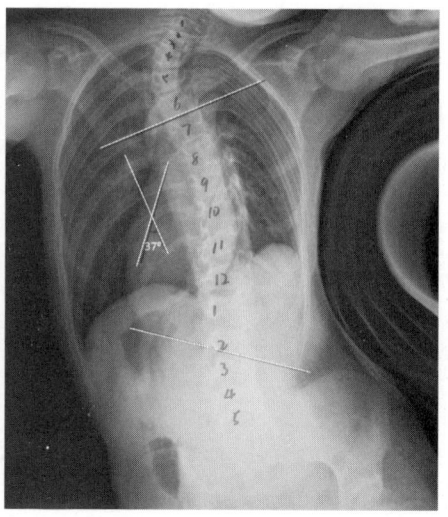

e. 牵引位片　　　　f. 支点侧屈位片

图9-10　King Ⅴ型(a—f)

2. Lenke 分型及测量

青少年特发性脊柱侧凸（AIS）的 Lenke 分型是根据患者站立位全脊柱正侧位片及左/右 bending 位片在三维结构的基础上较为客观、全面的分型。此分型是根据客观影像资料分析后得出的，它可以用来判断畸形形状及畸形的柔韧性，是一套逻辑性较强的综合分型系统，易于接受。Lenke 分型系统由三部分构成。

（1）弯曲类型

Lenke 分型将脊柱分为近胸段（PT）、主胸段（MT）及胸腰段/腰段（TL/L）三个区域，不同区域对应的弯型为近胸弯（PT）、主胸弯（MT）和胸腰弯/腰弯（TL/L），每一个弯的确定是由该弯的顶椎所处位置决定的，这些弯的命名是按国际脊柱侧凸研究学会的规则来命名的（表9-1）。

表 9-1　国际脊柱侧凸研究学会（SRS）定义的顶椎位置

侧弯类型	顶椎的位置
胸弯	胸$_2$～胸$_{11\sim 12}$椎间盘*
胸腰弯	胸$_{12}$～腰$_1$椎
腰弯	腰$_{1\sim 2}$椎间盘～腰$_{4\sim 5}$椎间盘

*不管有多少个胸椎，T11 下面的椎间盘如果是顶椎，那么该弯仍叫胸弯

每一区域内的弯曲又进一步被确定为主弯（Major）或次弯（Minor）。主弯是指 Cobb 角最大的弯曲，一般是结构性弯曲。次弯是指主弯以外的其他弯曲，可以是结构性的也可以是非结构性的。根据侧屈位 X 线片上冠状面和矢状面上的柔韧性，确定结构性弯曲的标准如下（表9-2）。

表 9-2　结构性侧凸的标准

侧凸节段	冠状面	矢状面
近胸弯（PT）	≥25°	胸$_{2\sim 5}$≥20°
主胸弯（MT）	≥25°	胸$_{10}$～腰$_2$≥20°
胸腰弯/腰弯（TL/L）	≥25°	胸$_{10}$～腰$_2$≥20°

主弯永远都是胸弯或胸腰弯/腰弯（TL/L），两者中 Cobb 角大的为主弯。在极少数情况下，近胸弯在所有弯中角度最大，这种情况下，胸弯被定义为主弯。在 Lenke type 1～4 中，胸弯为主弯，Lenke type 5～6 中，胸腰弯/腰弯为主弯。在 Lenke type 4 中，胸弯和胸腰弯/腰弯都可以成为主弯，两者中 Cobb 角大者为主弯，如果两者角度相等，则把胸弯看成主弯。

次弯（minor curves）指除主弯以外的弯曲，可以为结构性的也可以为非结构性的。次弯在冠状面 X 线片上侧弯角度大于 25°并且 bending 位片上矫正角度仍大于 25°则判为结构性次弯。但是如果这些次弯在矢状面上的后凸畸形大于 20°，则这些次弯也要被判为结构性次弯。T2-T5 矢状位上后凸大于 20°，那么尽管近胸弯（PT）在冠状位上不符合结构性弯的标准，但 PT 也要判为结构性；T10-L2 矢状位上后凸大于 20°，那么尽管胸腰弯/腰弯（LT/L）在冠状位上不符合结构性弯的标准，但胸腰弯/腰弯（LT/L）也要被判断为结构性弯曲（表9-3）。

表 9-3 结构性次弯判断标准

	冠状位 bending 位 Cobb 角	矢状位后凸角
近胸弯(PT)	≥25°	≥20°(T2-T5)
主胸弯(MT)	≥25°	≥20°(T10-L2)
胸腰弯/腰弯(LT/L)	≥25°	≥20°(T10-L2)

(2) 腰椎修正

该分型系统根据腰弯顶椎与骶骨中心垂线(CVSL)的相对位置,增添了腰椎修正内容,将腰椎侧凸进一步分为以下三种修正型:

A 型:特点是 CVSL 通过腰弯顶椎双侧椎弓根之间;

B 型:特点是 CSVL 通过腰弯顶椎的凹侧椎弓根内缘和椎体凹侧壁之间;

C 型:特点是 CSVL 完全位于腰弯的顶椎椎体侧壁之外。

(3) 胸椎矢状序列修正

根据胸$_5$～胸$_{12}$椎矢状位的角度来进行胸椎修正。

A. 胸$_5$～胸$_{12}$椎矢状位的角度≤10°,表示胸椎后凸减小,为胸椎修正(-);

B. 胸$_5$～胸$_{12}$椎矢状位的角度 10°～40°,表示胸椎后凸正常,为胸椎修正(N);

C. 胸$_5$～胸$_{12}$椎矢状位的角度≥40°,表示胸椎过度后凸,为胸椎修正(+)。

这些描述方法为胸椎矢状面上的治疗选择提供了依据。该分型方法中新增添的修正内容特别有助于医师选择合适的器械固定和融合技术,以期在青少年型特发性脊柱侧凸患者的治疗中最大限度地获得矢状面上的平衡和冠状面上的矫正。Lenke 等共分为六大类型,其中每一型又可有 1～9 种亚型,是目前较全面的分型系统;并且其可信度和可重复性较高。

特发性脊柱侧凸 Lenke 分型共分为 6 种类型(图 9-11),结合腰椎修正型(A 型、B 型、C 型)和胸椎矢状面修正型(-,N,+),具体分型列表如下(表 9-4)。

3. Lenke 分型对手术治疗的指导意义

主弯和结构性弯应包括在融合范围之内。

次弯完全偏离骶中线时(ⅠC,ⅡC,ⅢC 型),仍可对侧凸进行选择性胸段、胸腰段或腰段融合,保留较多的脊柱活动节段。

在 1B 和 1C 型选择性融合时,必须考虑到胸弯的度数、顶椎偏离骶中线距离、胸弯和腰弯度数比值,而不是单纯以腰弯柔韧性为标准。

由于 Lenke 分型仍是一种二维分型,多中心研究表明,临床医师手术决策时仍有不少分歧(图 9-12～图 9-17)。

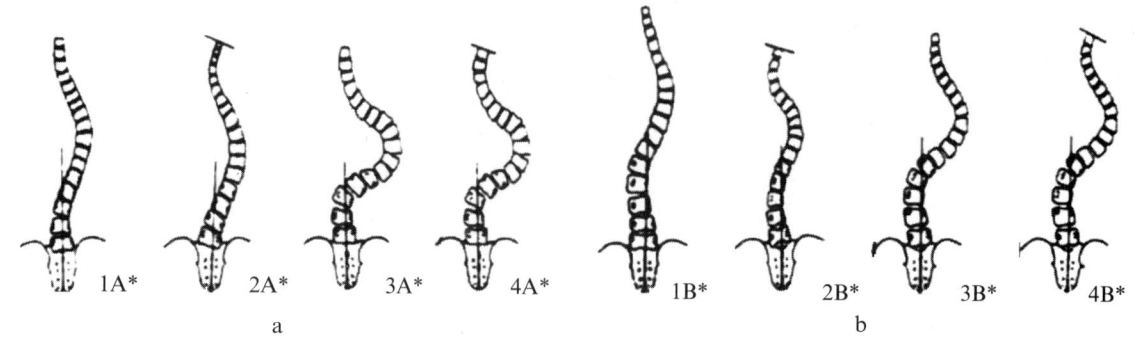

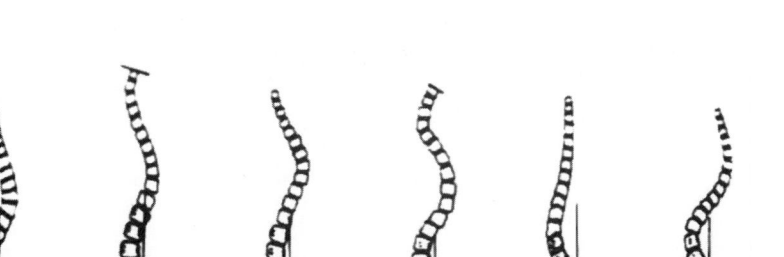

1C* 2C* 3C* 4C* 5C* 6C*

c

（Ⅰ型：主胸弯；Ⅱ型：双胸弯；Ⅲ型：双主弯；Ⅳ型：三主弯；Ⅴ型：TL/L；Ⅵ型：TL/L-MT
胸椎矢状序列修正(T5~12)：≤10°为"－",10°~40°为"N",≥40°为"＋"。）

图 9-11 特发性脊柱侧凸 Lenke 分型系统（a—c）

（图 9-11a.没有或很微小的腰弯；图 9-11b.中度腰弯；图 9-11c.大的腰弯）

表 9-4 特发性脊柱侧凸 Lenke 分型

类型	近胸弯	主胸弯	胸腰弯/腰弯	侧弯类型
1	非结构性	结构性（主弯）	非结构性	主胸弯(MT)
2	结构性	结构性（主弯）	非结构性	双胸弯(DT)
3	非结构性	结构性（主弯）	结构性	双主弯(DM)
4	结构性	结构性（主弯）	结构性（主弯）	三主弯(TM)
5	非结构性	非结构性	结构性	胸腰弯/腰弯(TL/L)
6	非结构性	结构性	结构性（主弯）	胸腰弯/腰弯-主胸弯(TL/L-MT)

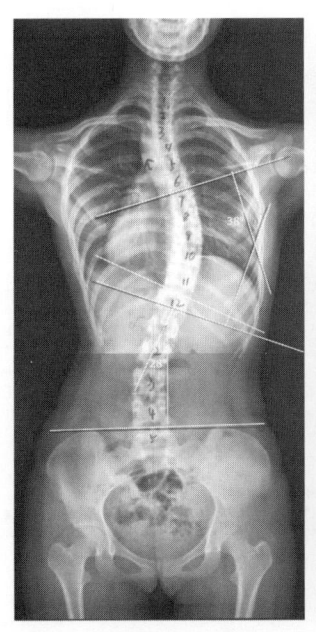
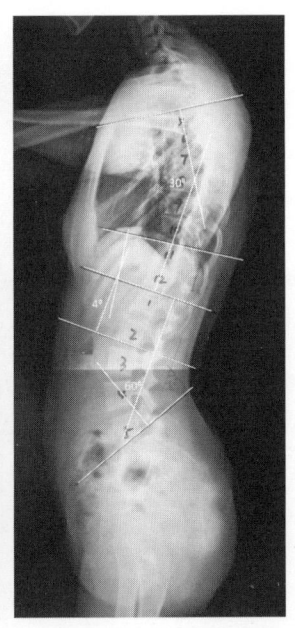

a. 脊柱全长正位片　　b. 脊柱全长侧位片

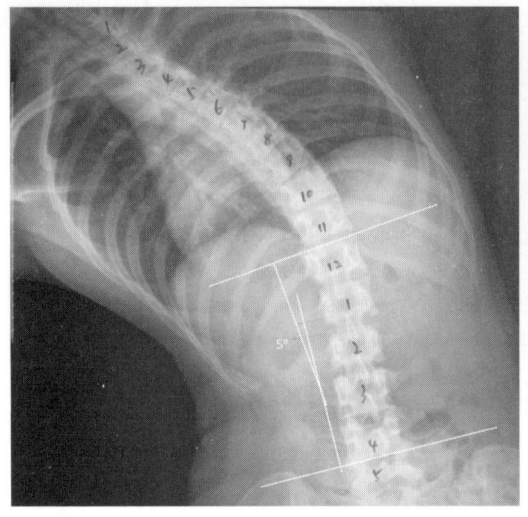 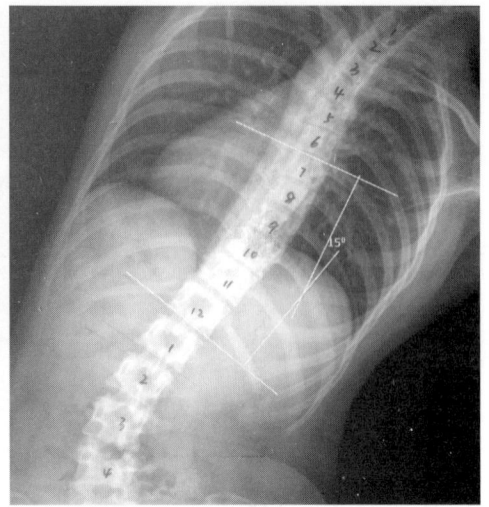

c. 左Bending位片　　　　　　　　d. 右Bending位片

图9-12　Lenke Ⅰ型青少年脊柱侧凸（a—d）

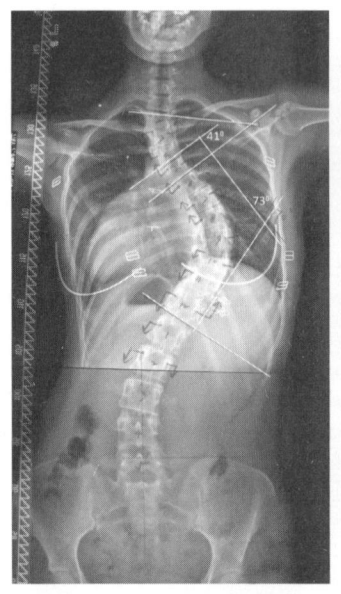 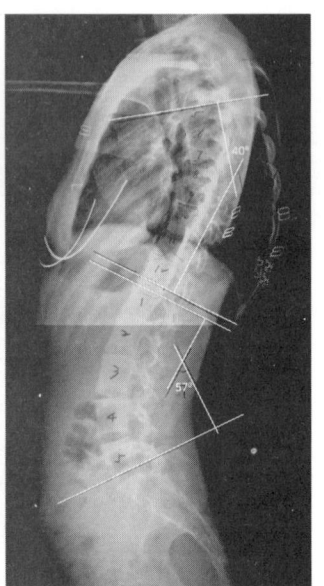

a. 脊柱全长正位片　　　　　　　　b. 脊柱全长侧位片

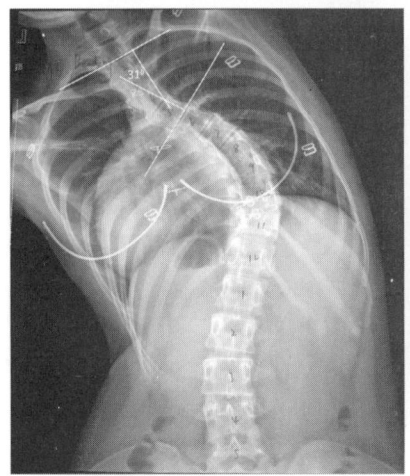 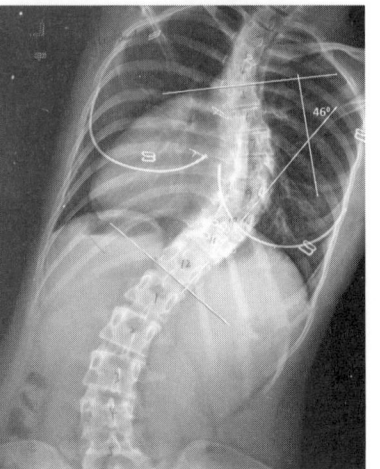

c. 左Bending位片　　　　　　　　d. 右Bending位片

第九章 脊柱侧凸的测量

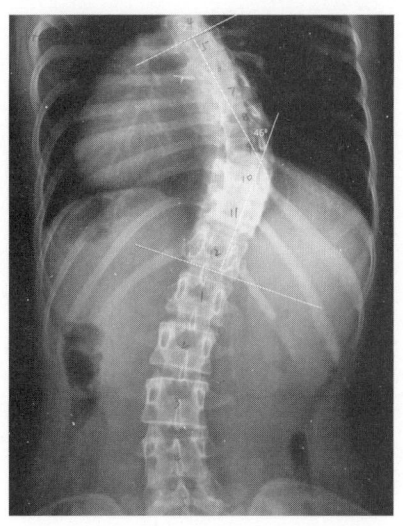

e. 牵引位片

图 9-13 Lenke Ⅱ型青少年脊柱侧凸(a—e)

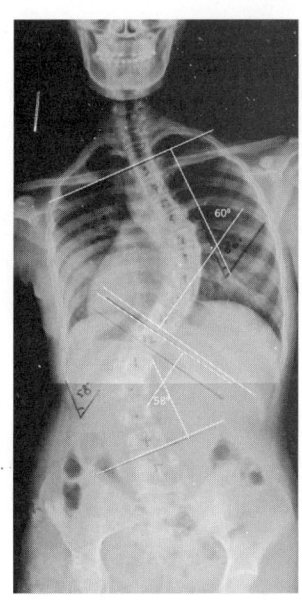
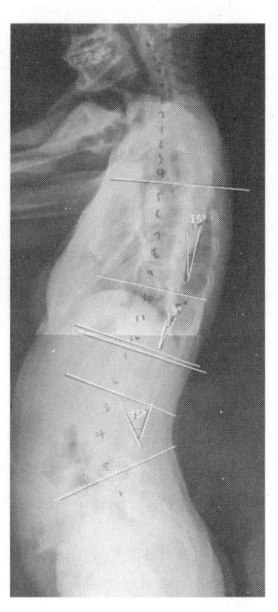

a. 脊柱全长正位片　　　b. 脊柱全长侧位片

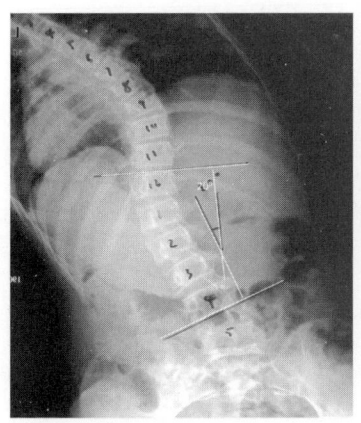
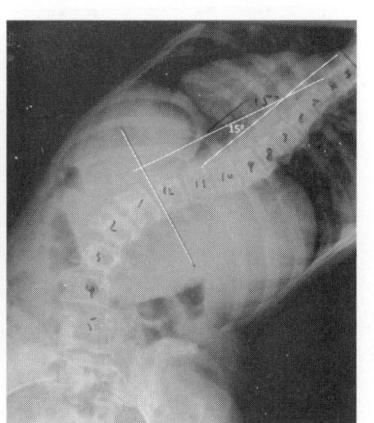

c. 左Bending位片　　　d. 右Bending位片

87

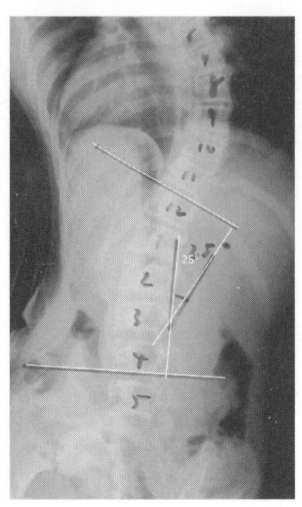

e. 牵引位片

图 9-14 Lenke Ⅲ型(a—e)

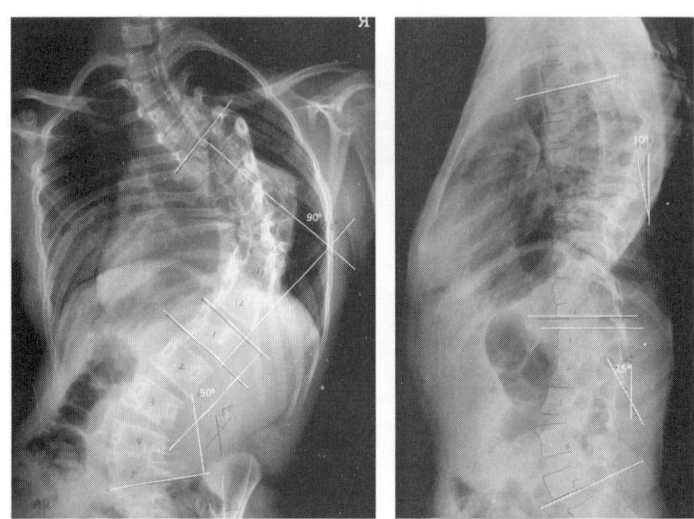

a. 脊柱全长正位片　　　　　　b. 脊柱全长侧位片

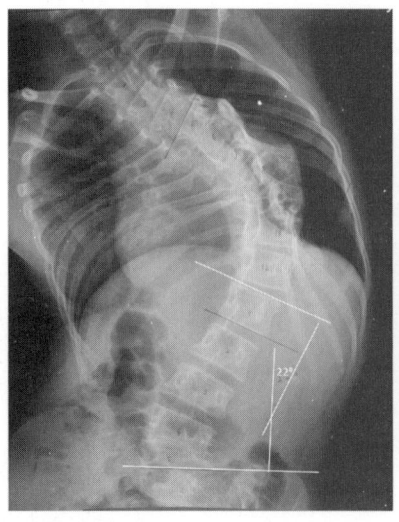 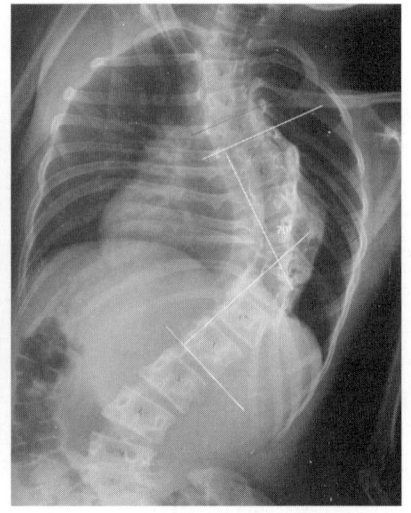

c. 左Bending位片　　　　　　d. 右Bending位片

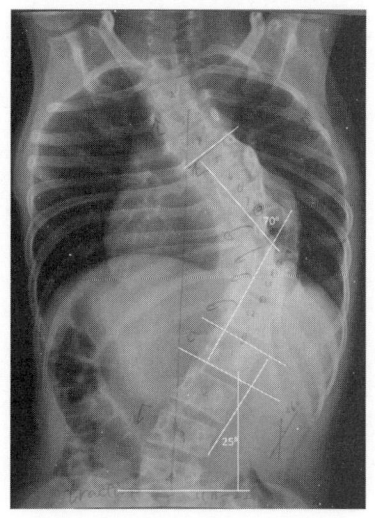

e. 牵引位片

图 9-15 Lenke Ⅳ型(a—e)

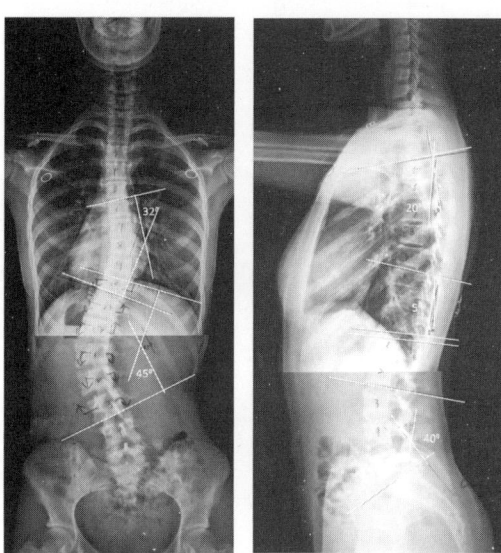

a. 脊柱全长正位片　　b. 脊柱全长侧位片

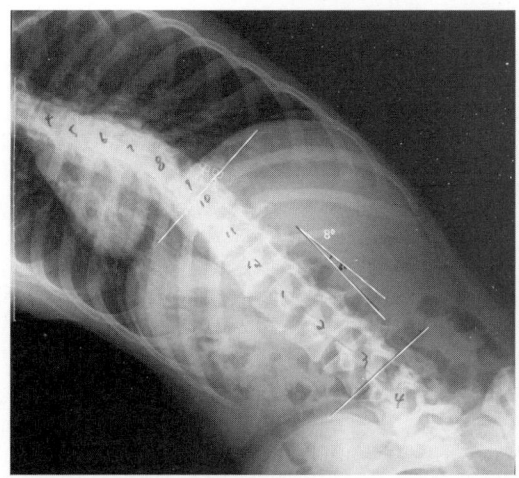 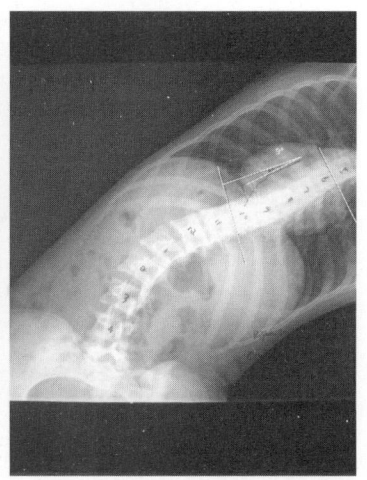

c. 左Bending位片　　　　　d. 右Bending位片

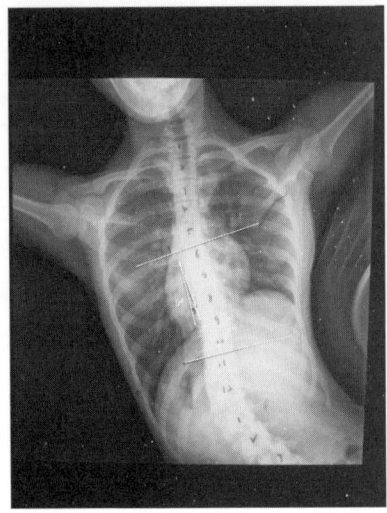
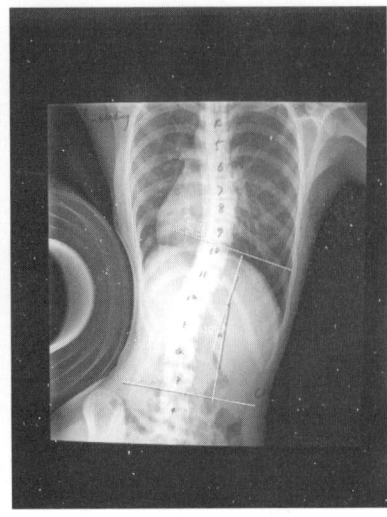
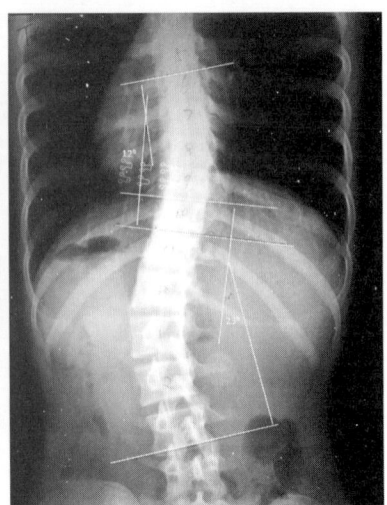

e. 右支点侧屈位片　　　　　f. 左支点侧屈位片　　　　　g. 牵引位片

图 9－16　Lenke Ⅴ型(a—g)

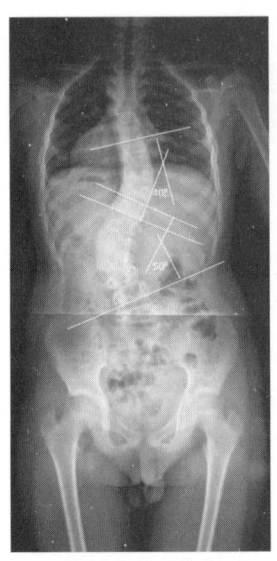
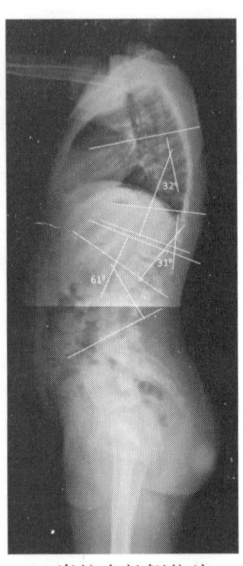

a. 脊柱全长正位片　　　　　b. 脊柱全长侧位片

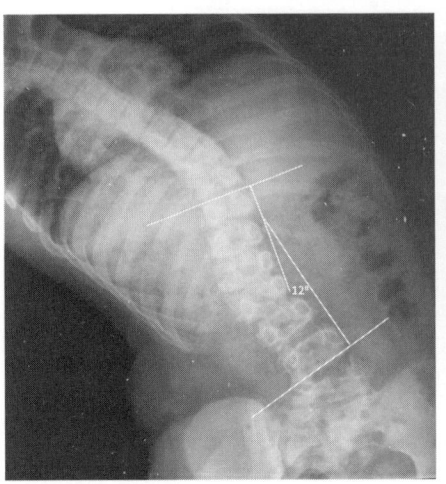
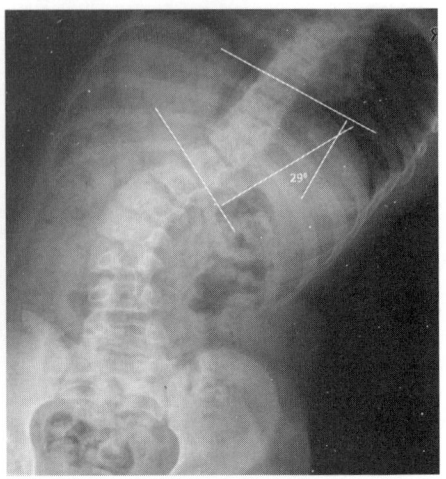

c. 左Bending位片　　　　　d. 右Bending位片

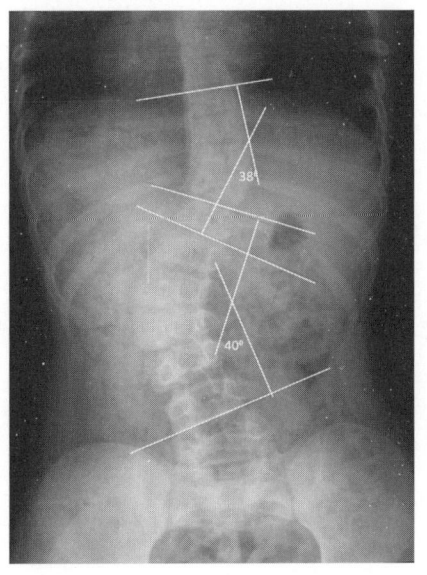

e. 牵引位片

图 9-17　Lenke Ⅵ型(a—e)

第四节　先天性脊柱侧凸的分类及测量

先天性脊柱侧凸是在脊柱生长发育过程中,脊椎分节不全和(或)形成不良所致的一种先天性畸形,由于脊柱两侧的生长发育不平衡而出现侧凸。国内报道先天性脊柱侧凸发病率占脊柱侧凸的3.1%～5.19%。文献统计约25%的患者合并脊髓异常,30%存在泌尿、生殖系统畸形,10%有先天性心脏病。先天性脊柱侧凸具有进展快、畸形重、较僵硬、矫形效果差、并发症多的特点,是造成青少年残疾的主要疾病之一。

一、先天性脊柱侧凸的分类

1. 根据畸形的类型进行分类

先天性脊柱侧凸在脊柱的冠状面、矢状面和水平面上可引起侧凸、前凸、后凸和旋转畸形(图9-18)。根据脊柱发育的异常可分为三型。

Ⅰ型:椎体形成障碍,即半椎体。可为一个典型的分节完全、单一椎弓根、楔形的半椎体,半椎体也可与相邻椎体融合。根据半椎体的排列及与上下邻椎的关系,又可分为以下亚型:① 完全分节型:半椎体与上、下椎体完全分节,存在椎间盘间隙;② 不分节封闭型:半椎体与上、下椎体不分节,不存在椎间盘间隙;③ 部分分节半闭型:半椎体一端与邻椎不分节,另一端与邻椎分节,仅此侧有椎间盘间隙;④ 两个半椎体位于脊柱的两侧,其间至少有一个正常椎体隔开,称为补偿性半椎体脊柱侧凸。形成不良以颈胸段、胸腰段及腰段为多见(图9-18A)。

Ⅱ型:椎体分节不全,即一侧椎体阻滞骨桥形成,或两个及多个椎体一侧或双侧的骨性连接

(图 9-18B)。

Ⅲ型(混合型)：同时存在形成不良和分节不全,分节不良的典型表现是骨桥,即混合畸形,指同一患者同时具有以上2种畸形。

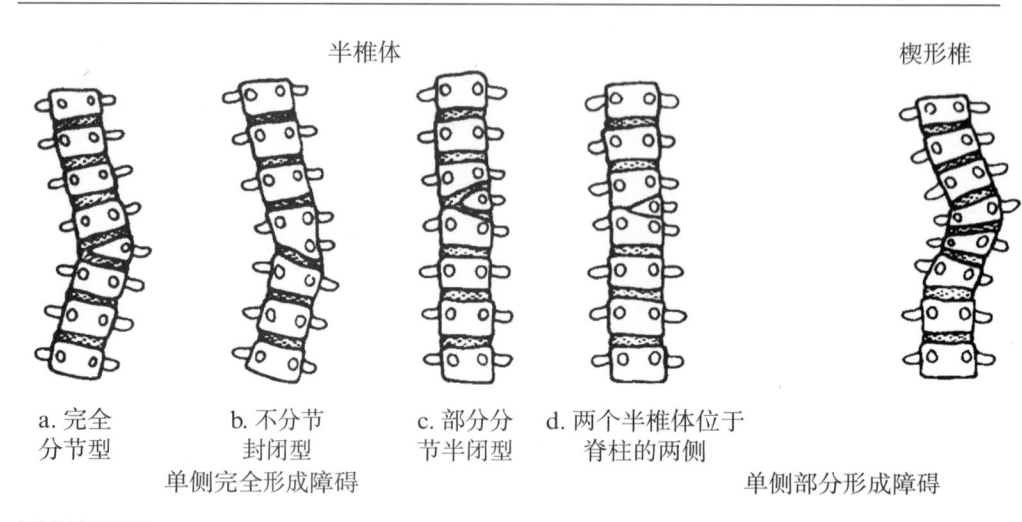

A. Ⅰ型：椎体形成障碍

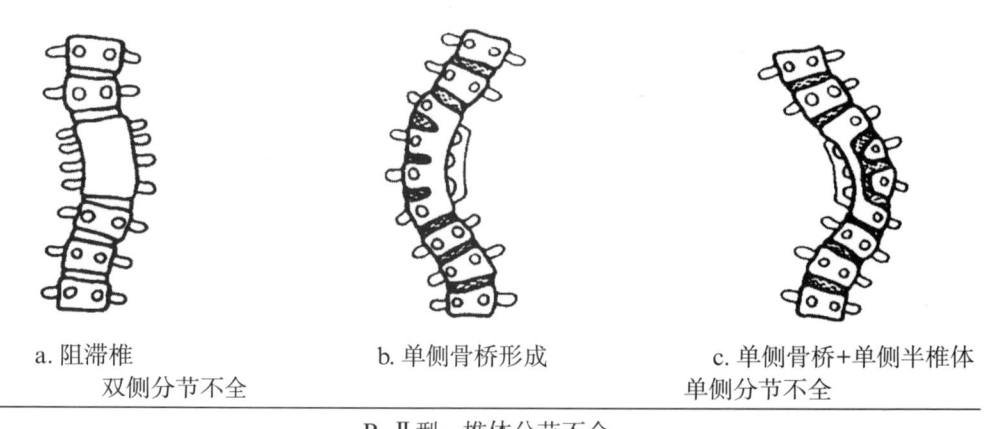

B. Ⅱ型：椎体分节不全

图 9-18 先天性脊柱侧凸分类示意图(A—B)

(引自：台湾脊柱外科中心)

2. Nasca 的分类

1975 年,Nasca 将半椎体侧凸分为 6 类：① 多余的侧方半椎体；② 侧方楔形半椎体；③ 半椎体合并不分节骨桥；④ 多个不平衡半椎体；⑤ 多个平衡半椎体；⑥ 后侧半椎体,可有后凸畸形。

二、先天性脊柱侧凸的测量实例

见图 9-19～图 9-21。

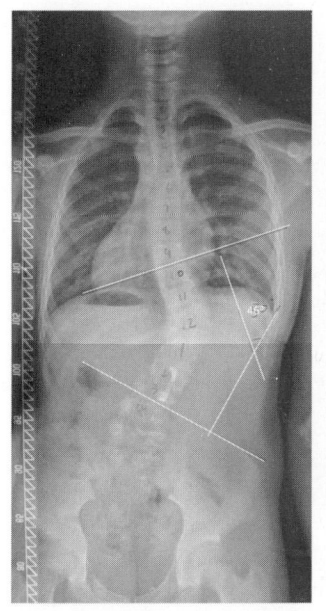 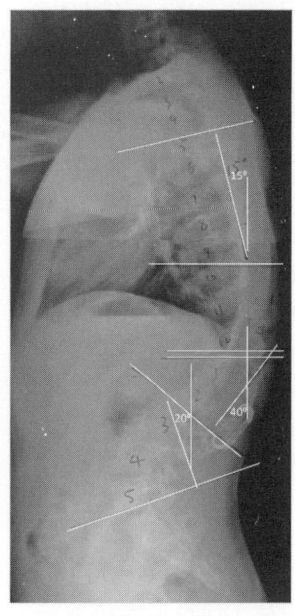

a. 脊柱全长正位片　　　b. 脊柱全长侧位片

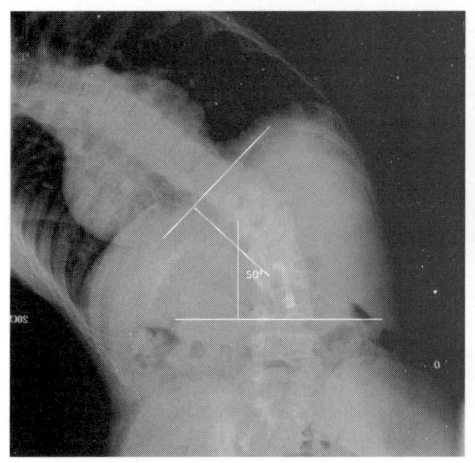 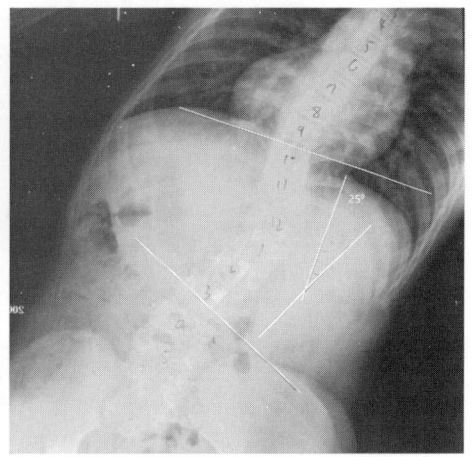

c. 左Bending位片　　　d. 右Bending位片

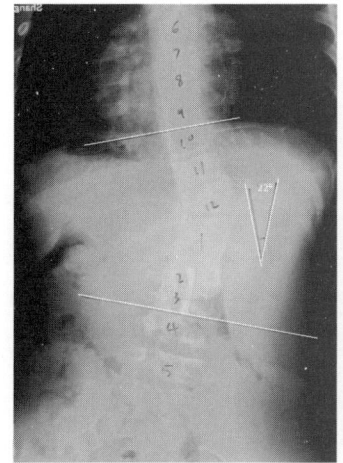 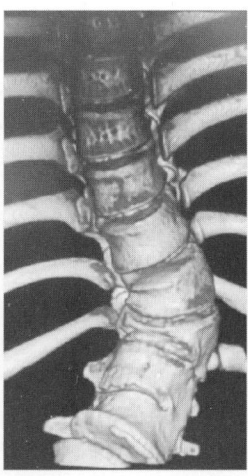 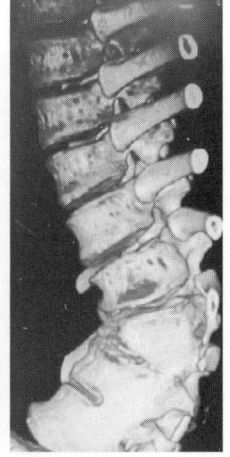

e. 牵引位片　　f. 三维CT冠状位片　　g. 三维CT矢状位片

图 9-19　先天性脊柱侧凸的测量 (a—g)

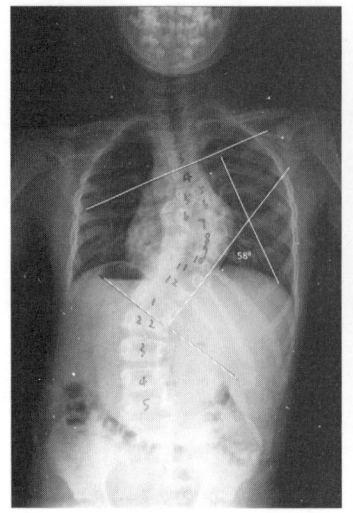 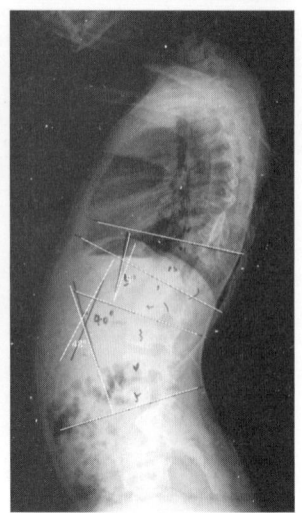

a. 脊柱全长正位片　　　　b. 脊柱全长侧位片

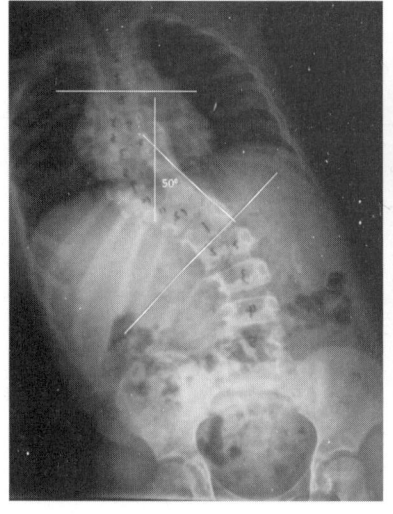 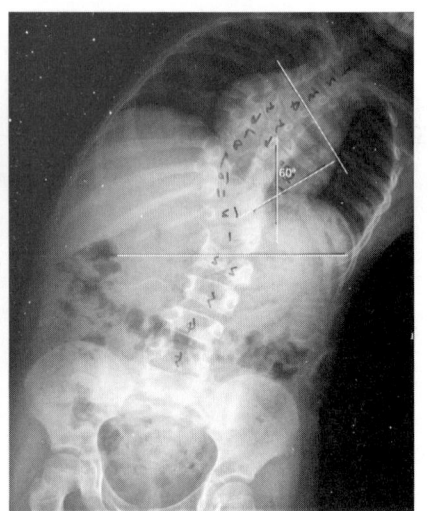

c. 左Bending位片　　　　d. 右Bending位片

图9-20　分节不全(a—d)

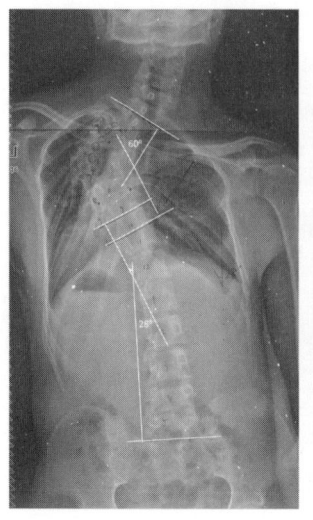 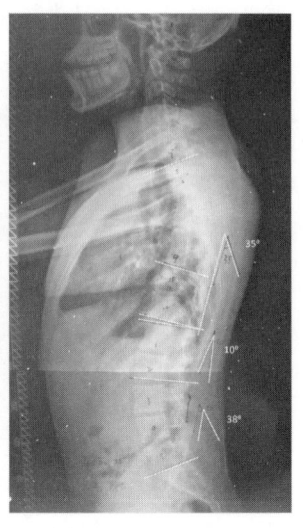

a. 脊柱全长正位片　　　　b. 脊柱全长侧位片

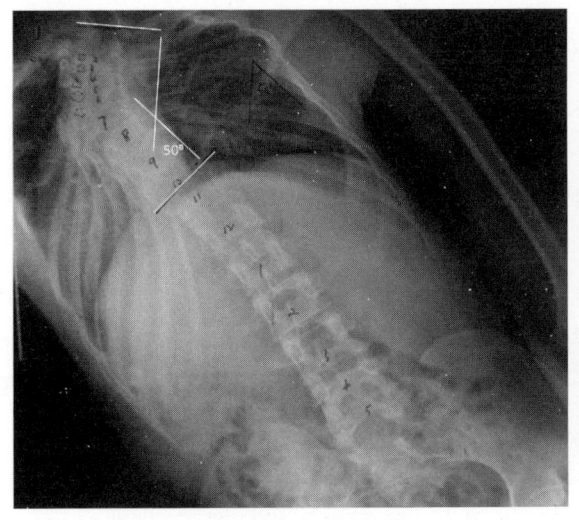

c. 左Bending位片　　　　　　　　d. 右Bending位片

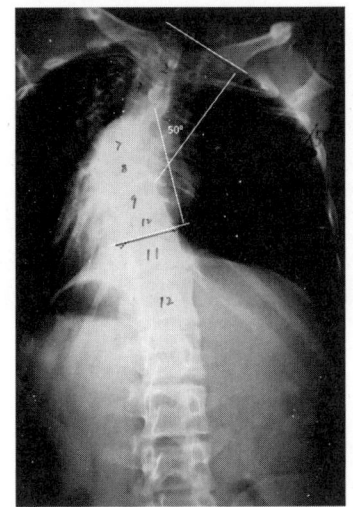 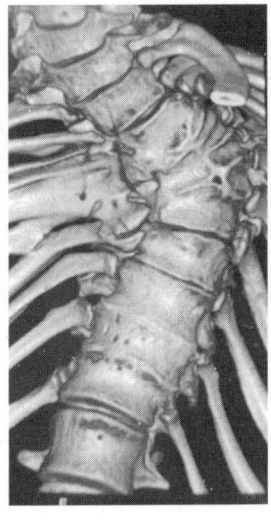 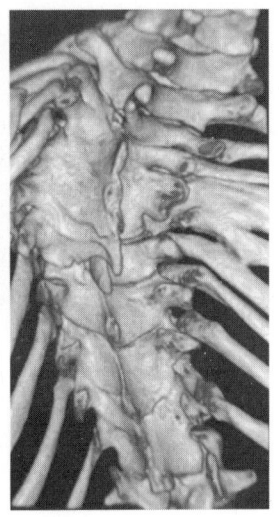

e. 牵引位片　　　f. 三维CT重建　　　g. 三维CT重建

图 9-21　分节不全(a—g)

第五节　成人脊柱侧凸的分类及测量

一、成人脊柱侧凸的定义

成人脊柱侧凸是指在骨骺发育成熟后，一般认为20岁以后发现的冠状面上Cobb角>10°的脊柱畸形，分为两种类型：一种是指出现于骨骺成熟之前，却在骨骼成熟后发现的脊柱侧凸；另一种指20岁之后新发生的脊柱侧凸。它们常常是继发于退行性改变或者其他病理因素导致的脊柱侧凸。

成人脊柱侧凸的患病率为1.4%～12%，随着人口老龄化的趋势，其发病率逐年升高。与青少年脊柱侧凸不同，成人脊柱侧凸往往较青少年更为僵硬，还常合并椎管狭窄与神经根性症状以及全身其他器官系统的疾病，如高血压、冠心病、糖尿病等，因而成人脊柱侧凸手术治疗风险和并发症较青少年脊柱侧凸要大得多。

二、成人脊柱侧凸的分型

1. 成人脊柱侧凸的病因分型

2005年Aebi等提出了一种建立在病因基础上的分型方法,将成人脊柱侧凸分为3型:

(1) 成人退变性脊柱侧凸(de-novo degenerative scoliosis,Ⅰ型)

主要发生于50岁以上的中老年人,较少在40岁前发生。该类患者既往无脊柱侧凸病史,病因是一个或多个椎间盘或小关节的不对称性改变,被认为是"椎间盘源性侧凸"。侧凸常见于胸腰段和腰段,侧凸的角度较小,累及节段通常较少,顶椎位于L2~L3或L3~L4,也可位于L1和L2,多伴有椎间横向移位、椎体旋转和椎管狭窄,腰腿痛为常见症状。

(2) 成人特发性脊柱侧凸(progressive idiopathic scoliosis in adult life,Ⅱ型)

由幼儿或青少年特发性脊柱侧凸(AIS)进展而来,进入成人期后由于机械原因、骨骼变化或脊柱退变等原因而出现侧凸进展,可表现为胸椎侧凸和(或)胸腰段/腰椎侧凸,多伴有继发性退变和失平衡。

(3) 继发退变性成人脊柱侧凸(secondary degenerative scoliosis,Ⅲ型)

继发退变性成人脊柱侧凸可分为两个亚型:a亚型,主要发生于腰椎、胸腰段或腰骶部,致病原因可以是脊柱内的,也可以是脊柱外的。脊柱内的原因包括在特发性侧凸、先天性侧凸、神经肌肉性侧凸的主侧凸交界区发生的继发侧凸,或者是青少年时期接受过脊柱融合手术,在成人后发生在交界区的侧凸,也可以是由于腰骶部病变,如半侧骶骨融合而引发的侧凸。脊柱外的原因可以是由骨盆不对称而导致的继发侧凸,例如双下肢不等长或者髋关节病变等;b亚型,由于骨代谢异常(骨质疏松症等)引起骨骼改变,导致不对称的小关节疾病和(或)椎体骨折,进而发生脊柱畸形。通常伴有脊柱后凸。

Aebi分型建立在病因基础上,由于不同的病因意味着不同的发病人群和不同的疾病演变过程,建立此分型可对治疗策略的选择提供一定帮助。但此分型没有对临床表现和影像学特点进行描述,因此无法反映畸形的严重程度,同时也无法指导具体的临床治疗。

2. 成人脊柱侧凸的Schwab分型

2005年,Schwab等根据腰椎前凸程度和L3椎体倾斜度两项指标对成人脊柱侧凸进行了分型:

Ⅰ型:腰椎前凸>55°,L3倾斜度<15°;

Ⅱ型:腰椎前凸35°~55°,L3倾斜度15°~25°;

Ⅲ型:腰椎前凸<35°,L3倾斜度>25°。

若腰椎前凸和L3倾斜度分型出现矛盾,以较高的分型类型为准(如:前凸为45°,L3倾斜度为27°则为Ⅲ型)。Schwab的分型建立在对成人脊柱侧凸影像学特点与其临床症状的相关性研究的基础上,此分型与临床症状和治疗方法密切相关。

2006年,Schwab等进一步发展了其分型方法,根据顶椎位置将成人侧凸分为5型:

Ⅰ型:单纯胸椎侧凸(无其他侧凸);

Ⅱ型:上胸椎主侧凸,顶椎T4~T8,伴有胸腰段或腰椎侧凸;

Ⅲ型:下胸椎主侧凸,顶椎T9~T10,伴有胸腰段或腰椎侧凸;

Ⅳ型:胸腰段主侧凸,顶椎T11~L1,可伴有任意其他次侧凸;

Ⅴ型:腰椎主侧凸,顶椎L2~L4,可伴有任意其他次侧凸。

其中主侧凸为正位 X 线片上 Cobb 角最大的侧凸,次侧凸是比主侧凸角度小的侧凸,若出现 2 个以上角度接近的侧凸,则顶椎位置较低的作为主侧凸。在主要分型之外还增加了腰椎前凸修正指数,以 T12~S1 的矢状面角度作为依据,分为 3 型：A. 明显前凸(>40°);B. 中度前凸(0°~40°);C. 无前凸(<0°)。另外尚有半脱位修正指数,将矢状面和冠状面的半脱位均进行了考虑,可分为 3 型："0"表示任意水平均无椎间脱位,"+"表示最大椎间脱位 1~6 mm,"++"表示最大椎间脱位>7 mm。Schwab 将顶椎位置首次引入成人侧凸的分型,是分型的一大进展。

3. SRS 成人脊柱侧凸分型系统

国际脊柱侧凸研究学会参照 King-Moe 及 Lenke 分型而建立了 SRS 成人脊柱侧凸分型系统。该分型在青少年脊柱侧凸分型的基础上作了较大的修改,其目的是建立一个通用的分型系统,以提供一个 X 线片分型框架用于复杂的成人脊柱侧凸的分类,帮助选择治疗方案和比较不同治疗方法的效果。该分型系统增加了第 7 种主弯类型(原发性矢状面畸形)、区域性矢状面修正型(上胸椎、主胸椎、胸腰椎和腰椎)、腰椎退变性修正型(退行性椎间盘疾病、滑移和交界性腰骶弯)和整体平衡修正型(矢状面和冠状面)。具体如下：

(1) 主弯类型

共分 7 型：① 单胸弯;② 双胸弯;③ 双主弯;④ 三主弯;⑤ 胸腰弯;⑥ 腰弯;⑦ 原发性矢状面畸形。

(2) 区域性矢状面修正型

仅在其超出设定的正常值范围时列出,上胸椎(T2~T5)≥20°,主胸椎(T5~T12)≥50°,胸腰椎(T10~L2)≥20°,腰椎(T12~S1)≥50°。

(3) 腰椎退变性修正型(仅当表现出退变时使用)

DDD—退行性椎间盘疾病,影像学上椎间盘高度降低和小关节病变,包括位于最低位的 L1 至 S1 之间的节段;L1S—滑移(旋转、侧方、向前、向后)≥3 mm,包括位于最低位的 L1 至 S1 之间的节段;JCT—交界性腰骶弯,L5~S1 交界处侧凸≥10°(L5 和 S1 上终板的夹角)。

(4) 整体平衡修正型(仅在不平衡出现时使用)

SB,矢状面 C7 铅垂线位于骶骨岬前或后≥5 cm;CB,冠状面 C7 铅垂线偏离骶中线≥3 cm。SRS 对主侧凸定义如下：

胸椎侧凸,侧凸 Cobb 角≥40°,顶椎偏离 C7 铅垂线,T1 肋骨或锁骨角≥10°(上胸弯);胸腰段和腰椎侧凸,侧凸 Cobb 角≥30°,顶椎偏离 C7 铅垂线;单纯矢状面畸形,无冠状面主侧凸,一个或多个区段(PT、MT、TL、L)的矢状面 Cobb 角测量超出正常角度。

SRS 分型对侧凸类型、脊柱区段、主侧凸给予了明确的定义,将局部畸形、冠状面和矢状面平衡及脊柱退行性改变全部纳入分型考虑范围内,使得这一系统能够更细致、全面地描述复杂的侧凸特点,是目前较为完善的分型系统。SRS 分型为成人脊柱侧凸提供了统一标准、有利于对相似病例进行比较分析,方便了学术交流。但是,此分型没有包括年龄、临床症状和并发症等重要因素,因此无法完整反映病例特点。另外,虽然分型对治疗策略和融合节段选择具有一定的指导意义,但并未提出具体的指导方法,因此该分型尚待完善。

三、成人脊柱侧凸的测量实例

见图 9-22~图 9-24。

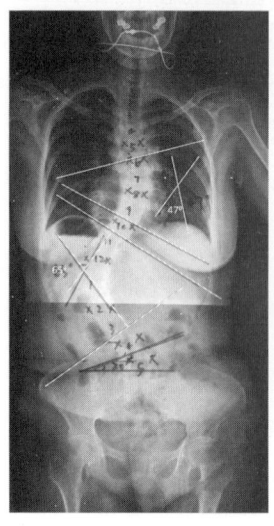
a. 脊柱全长正位片

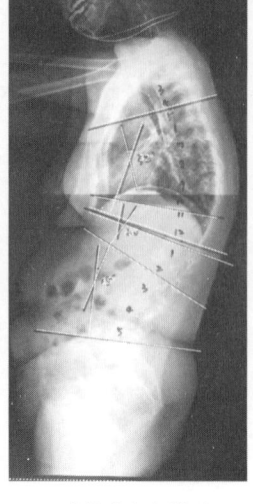
b. 脊柱全长侧位片

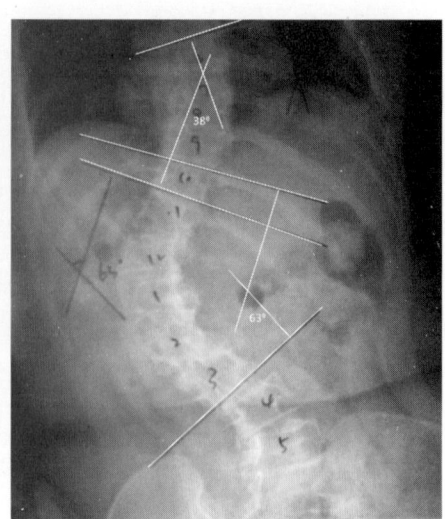
c. 左Bending位片

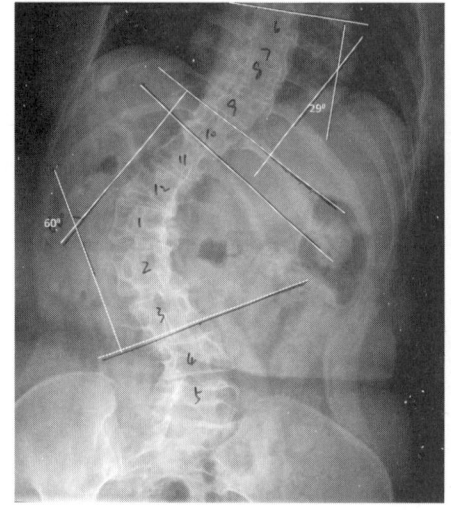
d. 右Bending位片

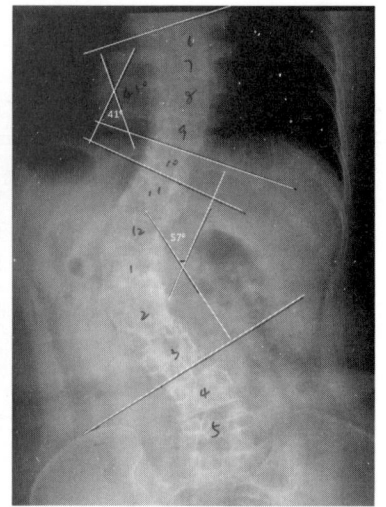
e. 牵引位片

图 9-22　成人脊柱畸形病例 1 (a—e)

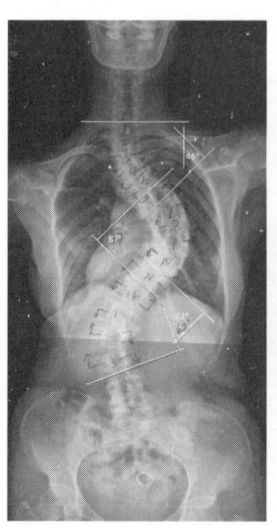
a. 脊柱全长正位片

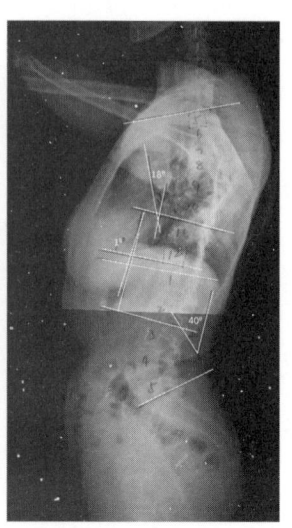
b. 脊柱全长侧位片

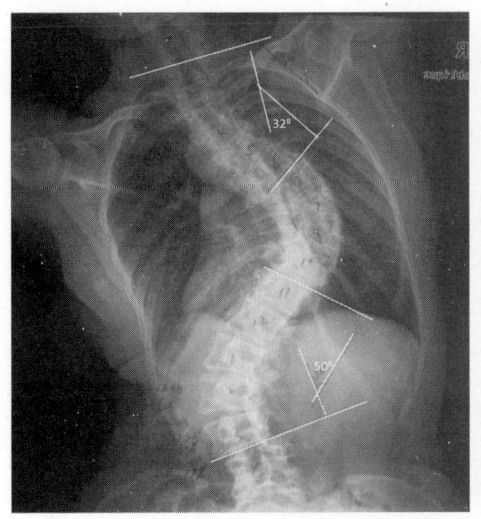

c. 左Bending位片　　　　d. 右Bending位片

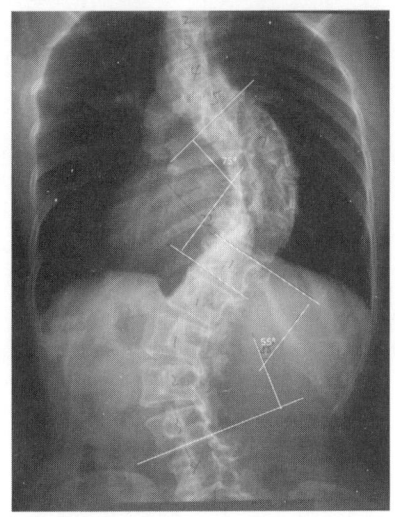

e. 牵引位片

图 9-23　成人脊柱畸形病例 2(a—e)

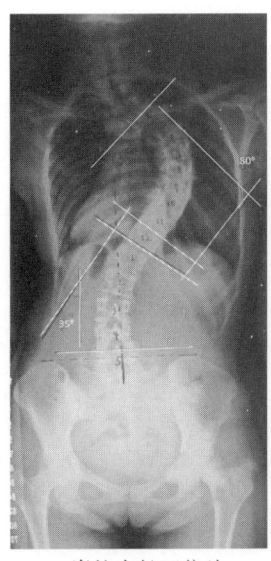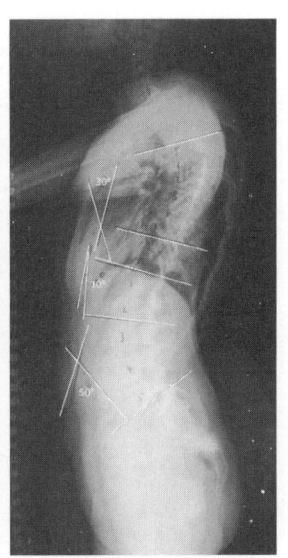

a. 脊柱全长正位片　　　　b. 脊柱全长侧位片

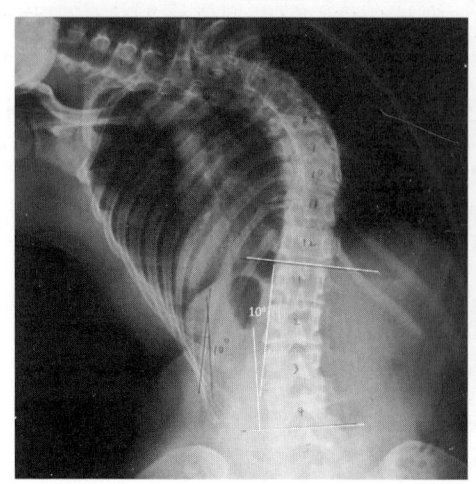
c. 左Bending位片

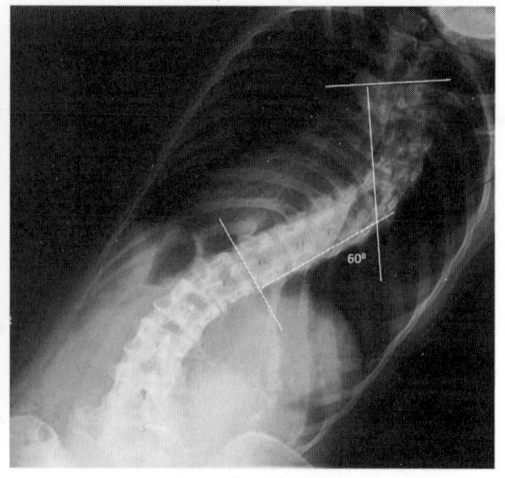
d. 右Bending位片

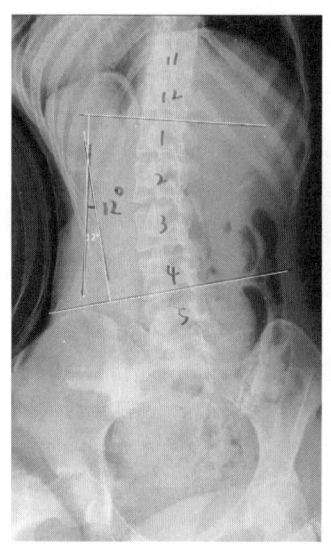
e. 腰弯支点侧屈位片

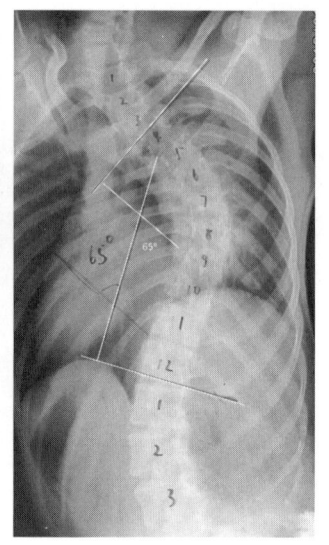
f. 胸弯支点侧屈位片

图 9-24 成人脊柱畸形病例 3(a—f)

第六节 退变性脊柱侧凸的分类及测量

因椎间盘和关节突关节退变、椎体周围骨质增生、骨质疏松引起的脊柱退变、椎间不稳，继而发生的脊柱侧凸，称为退变性脊柱侧凸（Degeneratitve scoliosis，DS）。严格来讲，退变性脊柱侧凸是成人脊柱侧凸的一种类型。

一、退变性脊柱侧凸的分型

1. Simmons 分型

Simmons 等根据椎体旋转和腰椎前凸消失 2 个指标将退变性脊柱侧凸分为两型：Ⅰ型，椎体无或只有很小的旋转；Ⅱ型，椎体旋转畸形和腰椎前凸丢失。对于Ⅰ型侧凸，通常行短节段融合即可；而对Ⅱ型侧凸,一般需要进行长节段融合并恢复矢状面脊柱曲度。该分型仅将椎体旋转和腰椎前凸消失作为分型标准,过于简单,没有将椎体滑脱移位、椎管狭窄和冠状面、矢状面的平衡等复杂因素考虑在内,不能反映退变性侧凸复杂的疾病特点;分型中对椎体旋转程度仅用"无"或"很小"进行描述,分型欠准确和稳定。分型对手术融合的原则作了简单界定,可对治疗提供一些指导,但由于分型本身的粗略,其对治疗的指导意义并不大。

2. Ploumis分型

Ploumis等认为退变性脊柱侧凸的分型既应考虑到局部的畸形,还应考虑到矢状面曲度和临床症状,他们将退变性脊柱侧凸分为3型(表9-5):Ⅰ型,椎体无旋转或旋转程度很小;Ⅱ型,旋转滑脱(椎体间的旋转和滑脱移位);Ⅲ型,椎体旋转、滑脱移位伴有冠状面失平衡(侧凸偏离C7铅垂线距离>4 cm)或矢状面正性失平衡(C7铅垂线与S1椎体前角距离>2 cm)。另外尚有症状修正参数:A. 腰背痛不伴有根性症状;B. 坐骨神经痛(来自腰骶部侧凸)±腰背痛;C. 大腿疼痛(来自主侧凸)±腰背痛。在分型的基础上Ploumis进一步提出选择手术方式的方法(表9-5)。若单纯椎管减压后出现医源性不稳,则需进一步行选择性主侧凸融合或不稳节段融合。他们按照此方法对患者进行治疗,术后经SF-36健康调查量表、Oswestry疼痛指数(ODI)和视觉模拟疼痛表评分(VAS)评估,均获得了满意效果。

表9-5 Ploumis分型及手术策略

分型		手术方案
Ⅰ型	1. 无椎体旋转和滑脱移位	A
	2. 动力位状态下移位<2 mm	A
	3. 动力位状态下移位>2 mm	A+B
Ⅱ型	1. 椎体旋转和侧方滑脱<5 mm	
	① 区段稳定:动力位状态下移位<2 mm	A
	② 区段不稳:动力位状态下移位>2 mm	A+B
	2. 椎体旋转和侧方滑脱>6 mm	A+B
Ⅲ型	1. 椎体旋转和侧方滑脱<5 mm	
	① 区段稳定:动力位状态下移位<2 mm	A
	② 区段不稳:动力位状态下移位>2 mm	A+B
	2. 椎体旋转和侧方滑脱>6 mm	A+B
	3. 冠状面或矢状面正性失平衡	A+C

注:A:椎管减压;B:选择性主侧凸融合或不稳节段融合;C:长节段融合

Ploumis分型对移位和失平衡作了明确的量化,使得分型更为精确,由于临床症状在很大程度上决定了治疗方法,Ploumis将临床症状引入分型,对于指导治疗具有明显的意义。Ploumis分型指导下的手术方案对治疗提供了较为详细的指导,实用性较强。但是,由于文中未对分型的信度和效度进行评估,尚不清楚分型的稳定性。另外,在此分型及手术策略中存在着与Schwab分型相同的缺陷:即分型欠精准,在分型中对动力位状态下移位有小于2 cm和大于2 cm的界定,而对等于2 cm未作描述,还有对椎体旋转和侧方滑脱有大于6 mm和小于5 mm的描述,而对5~6 mm的情况未作说明。

3. Bridwell分型及测量

Bridwell分型依据是冠状位、矢状位畸形和节段性椎管狭窄的程度和椎体半脱位的侧移距离(表9-6)。

表 9-6 Bridwell 分型

X线正位片(Cobb角)	X线侧位片(腰$_1$~骶$_1$Cobb角)	椎管狭窄	椎体半脱位侧移距离(mm)
Ⅰ型(10°~25°)	A. −60°~−40°	+	<2
Ⅱ型(26°~35°)	B. −39°~−20°	++	2~5
Ⅲ型(36°~45°)	C. −19°~0°	+++	~10
Ⅳ型(>45°)	D. 明显后凸	++++	>10

4. SRS 成人脊柱畸形分类系统

2006年，Schwab 等提出了成人脊柱畸形的临床分型，随后，SRS 对 Schwab 分型进行修订并纳入了骨盆测量参数，其目的是建立一个通用的分型系统，用于对复杂的成人脊柱侧凸进行分型以帮助选择治疗方案和比较不同治疗方法的效果。目前，国际上建议退变性脊柱侧凸采纳 SRS 成人脊柱畸形分类系统，但该系统十分繁琐，临床普及性差。

SRS-Schwab 分型包括弯曲类型(curve type)、骨盆倾斜修正参数(pelvic tilt modifier)、矢状面偏移(sagittal vertical axis, SVA：C7PL 与骶骨后上角之间的垂直距离)整体平衡(global balance)修正参数、骨盆入射角(pelvic incidence, PI)减去腰椎前凸角度(lumbar lordosis, LL)的修正参数，具体分型如下：

(1) 弯曲类型分型

T 型弯曲(主胸弯)：冠状位影像上胸椎主弯 Cobb 角>30°(T9 椎体顶端及以上节段)，腰弯<30°；

L 型弯曲(胸腰弯/腰弯)：冠状位影像上腰弯或胸腰弯 Cobb 角>30°(T10 椎体顶端及以下节段)，胸弯<30°；

D 型弯曲(双主弯)：冠状位影像上至少出现一个胸弯和一个胸腰弯/腰弯，两个弯 Cobb 角均>30°；

S 型弯曲(矢状面畸形)：冠状位影像上未见 Cobb 角>30°的弯曲，但伴有矢状位影像上的畸形。

(2) 骨盆倾斜修正参数(pelvic tilt modifier)分型

L 型：骨盆倾斜角<20°

M 型：骨盆倾斜角介于 20°~30°

H 型：骨盆倾斜角>30°

(3) 矢状面偏移整体平衡(global balance)修正参数分型

N 型：矢状面偏移距离<40 mm

P 型：矢状面偏移距离介于 40~95 mm

VP 型：矢状面偏移距离>95 mm

(4) 骨盆入射角减去腰椎前凸角度的修正参数(PI-LL modifier)分型

A 型：PI-LL 之差<10°

B 型：PI-LL 之差介于 10°~20°

C 型：PI-LL 之差>20°

二、退变性脊柱侧凸的测量实例

见图 9-25~图 9-27。

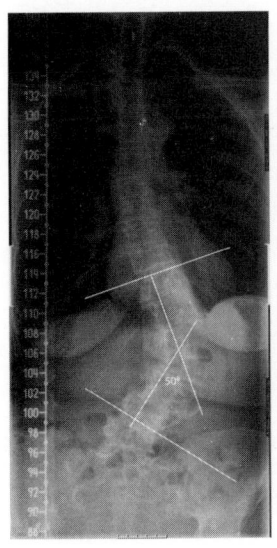 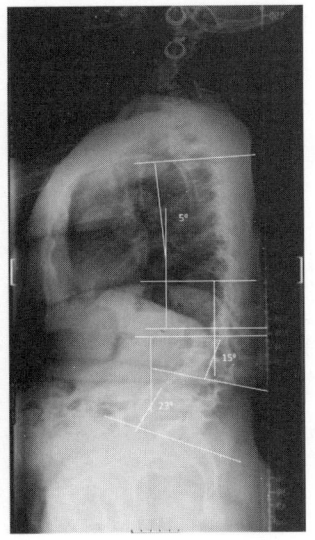 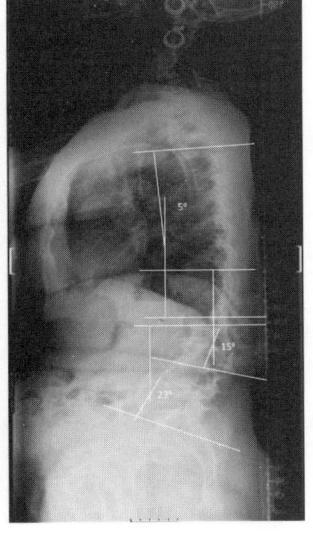 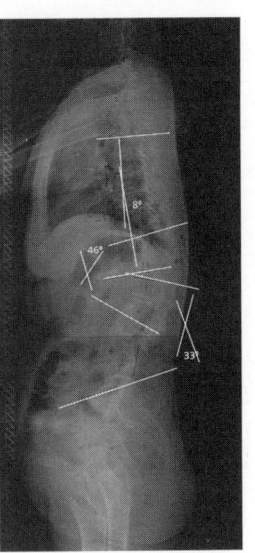

a. 脊柱全长正位片　　b. 脊柱全长侧位片　　　　　　a. 脊柱全长正位片　　b. 脊柱全长侧位片

图 9-25　退变性脊柱侧凸病例 1(a—b)　　　　　图 9-26　退变性脊柱侧凸病例 2(a—b)

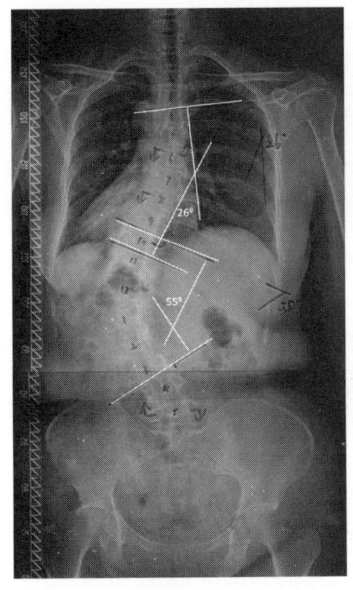 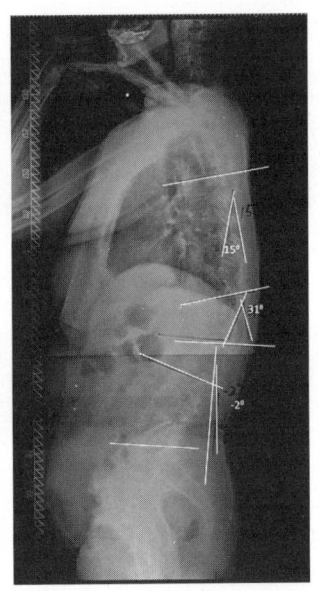

a. 脊柱全长正位片　　b. 脊柱全长侧位片

图 9-27　退变性脊柱侧凸病例 3(a—b)

参 考 文 献

[1] 胡有谷. 脊柱外科学. 北京：人民卫生出版社, 2000, 313-331.

[2] Luk KD, Cheung KMC, Lu DS, et al. Assessment of scoliosis correction in relation to flexibility using the fulcrum bending correction index. Spine, 1998, 23: 2303.

[3] Cobb JR. Outline of the study of scoliosis. Instruct Course lectures. Am Academy Orthop Surgeons, 1969, 51-A: 223.

[4] Moe ME. Scoliosis and other spinal deformities. WB Saunders,1978:37-38.

[5] King HA, Moe JH, Bradford, et al. Selection of fusion levels in thoracic idiopathic scoliosis. J Bone Joint Surg(Am),1983,65:1202.

[6] Lenke LG, Betz RR, Harms J. Adoescent idiopathic scoliosis: A new classification to determine extent of spine arthodesis. J Bone Joint Surg(Am),2001,83:1169.

[7] Nasca RJ, Stilling FH 3rd, Stell HH. Progression of congenital scoliosis due to hemivertebrae and hemivertebrae with bars[J]. J Bone Joint Surg Am,1975,57(4):456-466.

[8] Lin HY, Lin SP, Chuang CK, et al. Clinical features of osteogenesis imperfecta in Taiwan. J Formos Med Assoc,2009 Jul,108(7):570-576.

[9] Hedequist D, Emans J. Congenital scoliosis. J Am Acad Orthop Surg. 2004;12(4):266-275.

[10] Facanha-Filho FA, Winter RB, Lonstein JE, et al. Measurement accuracy in congenital scoliosis. J Bone Joint Surg Am,2001,83-A(1):42-45.

[11] Humbert L, Steffen JS, Vialle R, et al. 3D analysis of congenital scoliosisdue to hemivertebra using biplanar radiography. Eur Spine J,2013,22(2):379-386.

[12] Loder RT, Urquhart A, Steen H, et al. Variabilityin Cobb angle measurements in children with congenital scoliosis. J Bone Joint Surg Br,1995,77(5):768-770.

[13] Birnbaum K, Weber M, Lorani A, et al. Prognostic significance of the Nasca classification for the long-term course of congenital scoliosis. Arch Orthop Trauma Surg,2002,122(7):383-389.

[14] Kim H, Kim HS, Moon ES, et al. Scoliosis imaging: what radiologists should know. Radiographics,2010,30(7):1823-1842.

[15] Ploumis A, Liu H, Mehbod AA, et al. A correlation of radiographic and functional measurements in adult degenerative scoliosis. Spine (Phila Pa 1976),2009,34(15):1581-1584.

[16] Glassman SD, Berven S, Bridwell K, et al. Correlation of radiographic parameters and clinical symptoms in adult scoliosis. Spine (Phila Pa 1976),2005V30N6:682-688.

[17] Schwab F, el-Fegoun AB, Gamez L, et al. A lumbar classification of scoliosis in the adult patient: preliminary approach. Spine (Phila Pa 1976),2005,30(14):1670-1673.

[18] Schwab F, Dubey A, Gamez L, et al. Adult scoliosis: prevalence, SF-36, and nutritional parameters in an elderly volunteer population. Spine (Phila Pa 1976),2005,30(9):1082-1085.

[19] Ploumis A, Transfeldt EE, Gilbert TJ Jr, et al. Degenerative lumbar scoliosis: radiographic correlation of lateral rotatory olisthesis with neural canal dimensions. Spine (Phila Pa 1976),2006,31(20):2353-2358.

[20] Glassman SD, Bridwell K, Dimar JR, et al. The impact of positive sagittal balance in adult spinal deformity. Spine (Phila Pa 1976),2005,30(18):2024-2029.

第十章　脊柱后凸畸形的测量

脊柱后凸是指脊柱在矢状面上发生了超越正常范围的向后屈曲畸形。临床上主要是指胸椎或胸腰椎的过度后凸(hyperkyphosis)，若患者可自身矫正，则该畸形为姿势性后凸；患者主观不能纠正的胸段或胸腰段后凸畸形为结构性后凸，而胸腰段脊柱后凸一般为结构性后凸，很少为姿势性。正常人胸椎生理性后凸(T2～T12)10°～40°，一般小于50°，后凸顶点在T6～T8处，腰椎前凸角(L1～L5)40°～60°，胸椎后凸与腰前凸形成平衡的生理弧度，此时矢状面重力垂线经过C7、T1、T12和S1，维持最佳生理曲线和身体平衡，保证人体能正常前视。先天性脊柱畸形、脊柱创伤、脊柱结核等多种疾病可以导致脊柱后凸角度增大。当后凸畸形大于60°时，畸形会继续加重和导致背部疼痛发生，甚至发生截瘫，一般需要进行矫正治疗。

第一节　脊柱后凸畸形的分类

一、脊柱后凸畸形根据发病原因分类

1. 先天性脊柱后凸

可以是脊柱局限性先天畸形的结果，也可以是全身性骨化紊乱的一部分，如黏多糖Ⅳ型(Morquio)病。脊柱先天后凸畸形的发病原因不明，多见于女孩，随着脊柱的发育，后凸程度逐渐增加，可见以下几种类型：① 椎体缺如；② 椎体缺如伴有小椎体；③ 一个小椎体；④ 邻近两个小椎体；⑤ 邻近椎体的分节不全；⑥ 椎体前角缺如；⑦ 楔形椎体等。

2. 脊柱骨软骨病性脊柱后凸

如佝偻病性驼背(ricketic kyphosis)，这是发生于小儿的骨软化症，因椎体发育障碍，而形成弓状后凸畸形。

3. 神经肌肉性脊柱后凸

如瘫痪性脊柱后凸(paralytic kyphosis)，常见于脊髓前角灰白质炎，这种后凸是由于神经病变引起躯干肌力失衡所致。

4. 脊髓脊膜膨出伴发的脊柱后凸

脊髓脊膜膨出(myelomeningoeele，MMC)是一种先天性神经系统发育畸形，由于先天性椎板发育不全，发育过程中可出现后凸畸形。

5. 外伤性脊柱后凸

如椎体压缩性骨折及脱位未能复位，可形成角状后凸畸形。无论是原发性或转移性椎体肿瘤，都可能使椎体破坏，发生椎体病理性压缩骨折，而导致脊柱角状后凸。畸形性骨炎引起的骨骼增厚、畸形及病理骨折和恶变，倘若发生在椎体，则可使骨小梁变粗、脱钙、软化而发生压缩性骨折，形成角状后凸，引起脊髓受压而产生截瘫。

6. 手术后脊柱后凸

椎管内肿瘤等疾病行椎板切除术后可发生后凸畸形,脊柱骨折、结核、侧凸畸形手术后也可出现脊柱后凸畸形的并发症。

7. 代谢性脊柱后凸

如氟骨症(fluorsis):由于慢性氟中毒而引起骨骼的致密性、硬化性疾病,氟可以结合进骨的羟磷灰石结晶,并替代结晶中的羟基从而使骨结晶不易溶解,引起骨样组织增多及大量新骨形成,骨密度增高及骨组织增多,以脊柱及骨盆最易累及,其次是胸廓与颅内,严重者可引起韧带钙化、脊柱强直后凸。临床上类似强直性脊柱炎的表现,甚至引起椎管狭窄,脊髓受压。甲状旁腺功能亢进性骨营养不良(hyperparathyroidism osteodystrophy):甲状旁腺功能亢进可增加破骨细胞的数量,加快骨吸收的速度,破坏骨吸收和骨形成的平衡,引起纤维性骨炎或纤维囊状骨炎,受累椎体极易产生压缩性骨折,造成后凸畸形。

8. 强直性脊柱炎(ankylosing spondylitis,AS)

为脊柱各关节包括椎间关节、关节突关节、肋椎关节及关节周围组织的侵袭性炎症,骶髂关节亦常受累。至晚期,受累关节发生骨性强硬、韧带钙化,脊柱呈强直性脊柱炎后凸畸形。本病好发于15~30岁青壮年,男性约占90%。一般认为强直性脊柱炎和类风湿关节炎是两种不同的疾病,前者称为"血清阴性"多发性关节病,以和后者区分。最近在强直性脊柱炎患者中发现多数有组织相容性抗原HLA-B27,证明该病有遗传因素,损伤、感染等可能是诱发因素。

9. 老年人驼背(senile kyphosis)

老年人驼背的特征是整个脊柱保持完整,但受累椎体呈楔形。大部分椎间盘正常,唯其前缘可有坏死、纤维变性,甚至完全消失,以致相邻椎体的前缘骨质融合。病变多见于上、中胸段。此处椎骨和间盘前缘承受较大的应力,特别是蹲着干重活的人。长期的压力引起骨质吸收,椎体逐渐变成楔形。最后,出现胸椎明显后凸、身长缩短、头向前倾等畸形。

10. 多发性骨骺发育异常(multiple epiphyseal dysplasia)

也称原发性骨骺骨软骨病或Fairbank病,又称多发性骨骺成骨不全,为常染色体显性遗传疾病。其特征为多个骨骺异常骨化、生长障碍和手指粗短。好发部位首先为髋、肩、踝关节,其次为膝、腕、肘关节,受累关节疼痛,活动受限,行走困难,呈摇摆步态。肩关节活动受限,也常为早期的症状。骨端常粗大,少数有关节屈曲畸形或关节松弛。手变短,手指变粗,表现为短肢型侏儒。可伴有膝内翻或外翻,两肢不等长或脊柱后凸畸形,或胸椎呈不规则楔形,因半椎体而引起脊柱后凸。

11. 次发性骨骺骨软骨病(vertebral osteochondrosis)

又称青年圆背或Sheuermann病,每一椎体的上下面各有一环状骺板,即次发性骨骺,此种骨骺可发生骨软骨病,亦称脊柱骨骺炎。常见的发病部位为胸椎中段。一般都累及3~5个椎体。也可发生于胸腰段。发病年龄多为12~17岁,也有在20~21岁发病者,本病病理表现为受累骨骺前半部缺血性坏死,影响椎体的正常发育,椎体呈楔形变形,增加胸椎的生理后凸,形成圆背。

12. 脊柱结核椎体破坏

相邻两个或多个椎体遭到破坏,可导致脊柱后凸成角畸形。

二、根据畸形的僵硬度分类

1. 非固定性后凸畸形

如姿势性驼背或代偿腰前凸加大的胸后凸畸形。

2. 固定性后凸畸形

如休门氏病,强直性脊柱炎(最多见),老年性骨质疏松所致后凸,先天性半椎体、结核或创伤等所致畸形。

第二节 脊柱后凸角度的测量

一、脊柱后凸测量有关的参数

胸椎后凸(thoracic kyphosis, TK):T4 椎体上终板与 T12 椎体下终板之间的角度,在 T4 显示不清楚时可以采用 T5 上终板与 T12 椎体下终板之间的角度代替。

腰椎前凸(lumbar lordosis, LL):L1 椎体上终板与 L5 椎体下终板之间的角度。

胸腰椎后凸角(TLK):T10 椎体上终板和 L2 下终板之间的 Cobb 角,正常范围为 4°~16°,矢状位失平衡时此角度常增大。

C7 铅垂线(C7PL):从 C7 椎体中点垂直向下,平行于 X 线片片缘的直线。它描绘了头部的空间位置。

矢状面偏移(sagittal vertical axis, SVA):C7 铅垂线(C7 plumb line, C7PL)与骶骨后上角之间的垂直距离(C7PL 在骶骨后上角前方为正,后方为负,正常绝对值小于 40 mm)。

全脊柱最大后凸 Cobb 角(globe kyphosis, GK):脊柱后凸节段最倾斜上端椎上终板与下端椎下终板之间的角度。

固定节段角度(angle of the fusion levels, AFL):固定节段上端椎的上终板与下端椎的下终板之间的角度(前凸为负,后凸为正)。

骶骨中垂线(CSVL):从第一骶骨(S1)的几何中心垂直向上,平行于 X 线片片缘的直线。它描绘了脊柱在冠状面上相对于骨盆的位置。

骨盆投射角(pelvic incidence, PI):又称骨盆入射角,指 S1 上缘中点至股骨头中心点连线与 S1 上缘中垂线的夹角(双侧股骨头不重合时,取两中心点连线的中点)。

骶骨倾斜角(sacral slope, SS):S1 上缘与水平线的夹角。

骨盆倾斜角(pelvic tilting, PT):S1 上缘中点至股骨头中心点连线与铅垂线的夹角。

Cobb T1~S1:T1 上终板与骶 1 上终板之间的 Cobb 角。

二、后凸脊柱的半径

脊柱后凸的半径是评估脊柱后凸状况及预后的另一有价值的指标,其观测目的在于了解畸形是否光滑或成角。半径越大,脊柱后凸越平滑;半径越小,脊柱后凸角度越大,成角型后凸畸形进展的概率较大(图 10-1)。

三、颌眉角

眉弓与下颌缘的连线与纵垂线所成的夹角(图 10-2),大小与脊柱后凸角度成正比,是用来评价脊柱后凸畸形的矫形效果的指标。

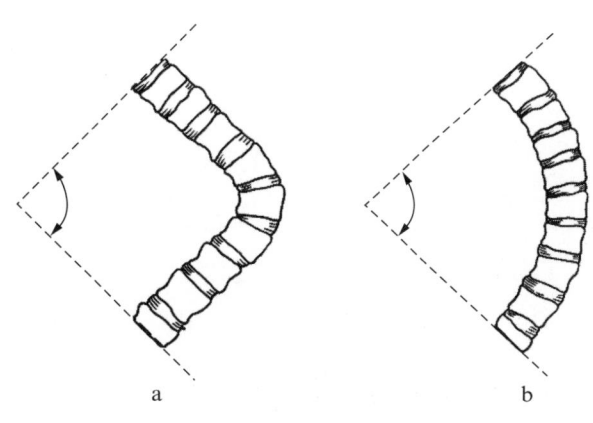

图 10-1 脊柱后凸的半径测量(a—b)
(a、b Cobb 角相同。a. 呈角状后凸,进展危险大;b. 后凸半径较大、圆滑,进展危险小。)

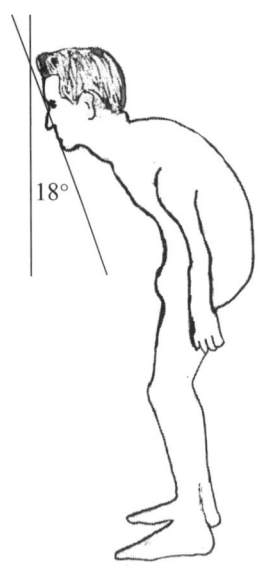
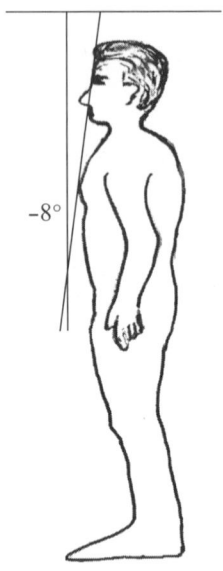

a. 脊柱后凸颌眉角测量　　b. 正常脊柱颌眉角测量

图 10-2　颌眉角测量（a—b）

四、Cobb 角测量

1. 脊柱后凸的测量 1（图 10-3）

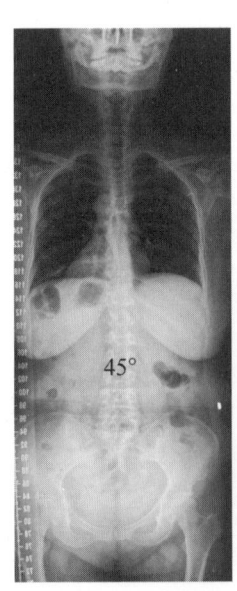
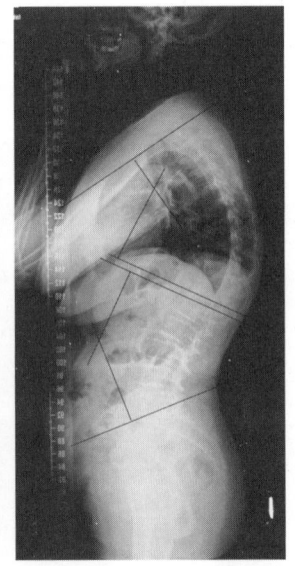

a. 脊柱全长正位片　　b. 脊柱全长侧位片

图 10-3　老年性驼背 Cobb 角测量（a—b）

2. 脊柱后凸的测量2(图10-4)

3. 脊柱后凸的测量3(图10-5)

4. 脊柱后凸的测量4(图10-6)

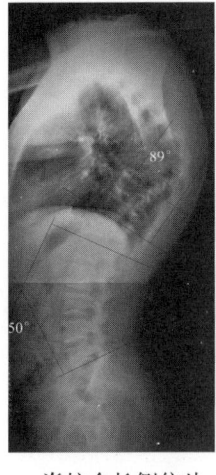 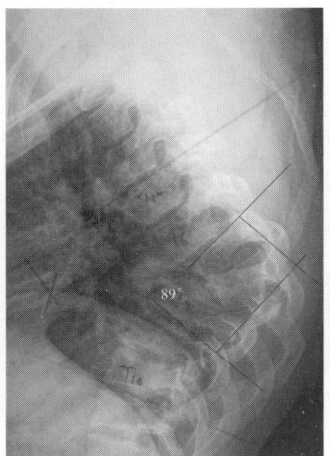 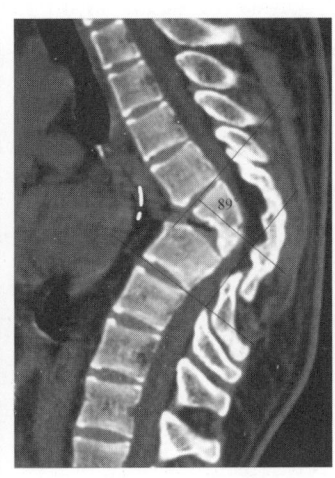 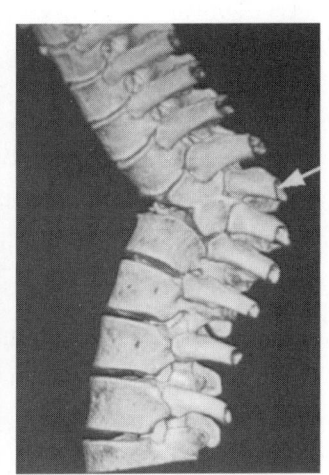

a. 脊柱全长侧位片　　　b. 胸椎侧位片　　　c. CT片上Cobb角测量　　　d. 脊柱后凸三维CT重建

图10-4　角状后凸Cobb角测量(a—d)

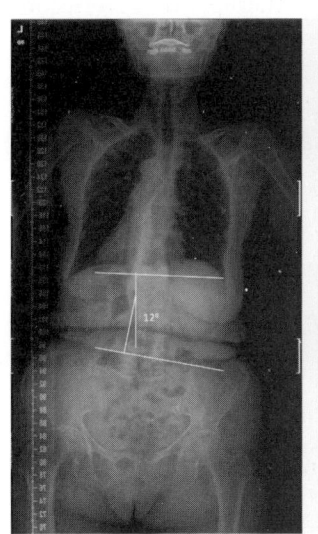 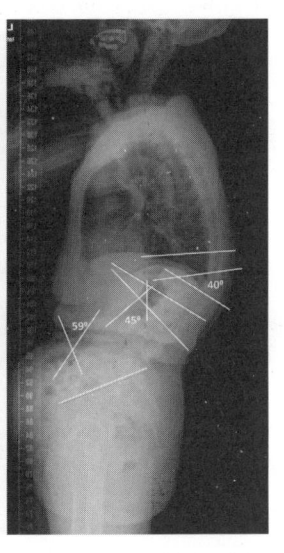 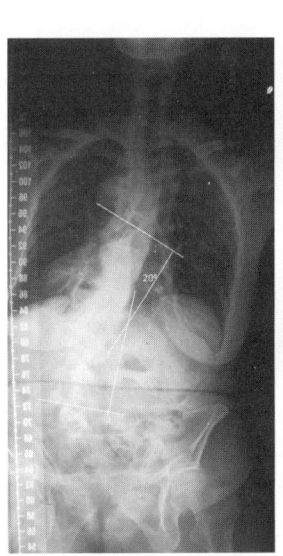 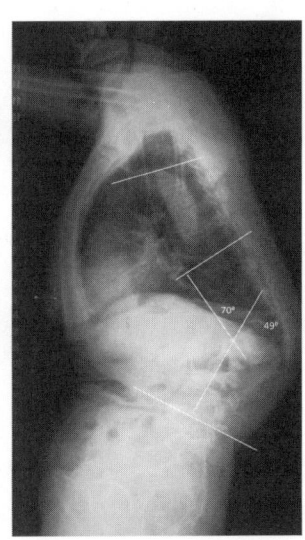

a. 脊柱全长正位片　　　b. 脊柱全长侧位片　　　　　　a. 脊柱全长正位片　　　b. 脊柱全长侧位片

图10-5　老年退变性侧后凸的Cobb角测量(a—b)　　　图10-6　退变性腰椎畸形的Cobb角测量(a—b)

参 考 文 献

[1] 王太平,郑召民,刘辉,等. 成人脊柱畸形矢状面平衡与生存质量的相关性分析. 中华医学杂志, 2012,92(21):1481-1485.

[2] Van Royen BJ, De Gast A, Smit TH. Deformity planning for sagittal Plane corrective osteotomies of the spine in ankylosing spondylitis. Eur Spine J,2000,9(6):492-498.

[3] Van Royen BJ, Toussaint HM, Kingma I, et al. Accuracy of the sagittal vertical axis in a standing lateral radiograph as a measurement of balance in spinal deformities. Eur Spine J, 1998,7(5):408-412.

[4] Schwab F, Dubey A, Gamez L, et al. Adult scoliosis: prevalence, SF-36, and nutritional parameters in an elderly volunteer population. Spine(Phila Pa 1976), 2005, 30(9): 1082-1085.

[5] Roussouly P, Nnadi C. Sagittal plane deformity: an overview of interpretation and management. Eur Spine J, 2010, 19(11): 1824-1836.

[6] Roussouly P, Pinheiro-Franco JL. Sagittal parameters of the spine: biomechanical approach. Eur Spine J, 2011, 20(Suppl 5): 578-585.

[7] Roussouly P, Gollogly S, Berthonnaud E, et al. Classification of the normal variation in the sagittal alignment of the human lumbar spine and pelvis in the standing position. Spine(Phila Pa 1976), 2005, 30(3): 346-353.

[8] Debarge R, Demey G, Roussouly P. Radiological analysis of ankylosing spondylitis patients with severe kyphosis before and after pedicle subtraction osteotomy. Eur Spine J, 2010, 19(1): 65-70.

[9] Faundez A, Roussouly P, Le Huec JC. Sagittal balance of the spine: a therapeutic revolution. Rev Med Suisse, 2011, 7(322): 2470-2474.

[10] Labelle H, Mac-Thiong JM, Roussouly P. Spino-pelvic sagittal balance of spondylolisthesis: a review and classification. Eur Spine J, 2011, 20(Suppl 5): 641-646.

[11] Berthonnaud E, Labelle H, Roussouly P, et al. A variability study of computerized sagittal spino-pelvic radiologic measurements of trunk balance. J Spinal Disord Tech, 2005, 18(1): 66-71.

[12] Mac-Thiong JM, Roussouly P, Berthonnaud E, et al. Sagittal parameters of Global spinal balance: normative values from a prospective cohort of seven hundred nine Caucasiana symptomatic adults. Spine(Phila Pa 1976), 2010, 35(22): E1193-1198.

[13] Legaye J, Duval-Beaupere G. Sagittal plane alignmentof the spine and gravity: a radiological and clinical evaluation. Eur Spine J, 1996, 5(2): 79-84.

[14] Legaye J, Duval-Beaupere G, Hecquet J, et al. Pelvic incidence: a Fundamental pelvic parameter for three-dimensional regulation of Spinal sagittal curves. Eur Spine J, 1998, 7(2): 99-103.

[15] Boulay C, Tardieu C, Hecquet J, et al. Sagittal alignment of spine and pelvis regulated by pelvic incidence: standard values and prediction of lordosis. Eur Spine J, 2006, 15(4): 415-422.

[16] Cho KJ, Lenke LG, Bridwell KH, et al. Selection of the optimal distalfusion level in posterior instrumentation and fusion for thoracic hyperkyphosis: the sagittal stable vertebra concept. Spine(Phila Pa 1976), 2009, 34(8): 765-770.

[17] Briggs AM, Wrigley TV, Tully EA, et al. Radiographic measures of thoracic kyphosis in

osteoporosis: Cobb and vertebral centroid angles. Skeletal Radiol,2007,36(8): 761-767.

[18] Lafage V, Ames C, Schwab F, et al. Changes in thoracic kyphosis negatively impact sagittal alignment after lumbar pedicle subtraction osteotomy: a comprehensive radiographic analysis. Spine(Phila Pa 1976),2012,37(3): E180-187.

[19] Zaina F, Donzelli S, Lusini M, et al. How to measure kyphosis in everyday Clinical practice: a reliability study on different methods. Stud Health Technol Inform. 2012,176: 264-267.

[20] Azadinia F, Kamyab M, Behtash H, et al. The Validity and Reliability of Non-invasive Methods for Measuring Kyphosis. J Spinal Disord Tech,2013: 1539-2465.

[21] Legaye J, Duval-Beaupere G. Sagittal plane alignmentof the spine and gravity: a radiological and clinical evaluation. Acta Orthop Belg,2005,71(2): 213-220.

第十一章　脊柱失平衡的测量

　　脊柱侧凸是一种三维平面的畸形，冠状面上为脊柱多个节段的侧方偏移，矢状面上为生理性胸椎后凸及腰椎前凸增加或减少，甚至出现反曲，水平面上伴有椎体及附件的旋转，椎体转向凸侧，而附件转向凹侧。脊柱曲度的变化常导致躯干平衡的改变，进而出现畸形持续加重、躯干塌陷，影响心肺及其他脏器的功能。脊柱侧凸三维矫形的目的在于重建脊柱的平衡，躯干平衡的重建比 Cobb's 角的矫正更为重要。

　　脊柱位于正常人躯体后背中央，从后面看是直的，在枕骨结节或 C7 椎体棘突系一线锤，此垂线通过各椎体的棘突及臀沟，如由于某种原因使脊柱两侧失去平衡，则出现躯干歪斜、头部偏移、两侧肩部不等高等，称之为冠状面失平衡。正常脊柱矢状面上有四个生理弯曲，颈椎和腰椎前凸，胸椎和骶尾椎后凸，躯体在矢状面上维持平衡，正常脊柱从 C7 椎体中点垂直向下的直线接近骶骨后上角，与骶骨后上角之间的垂直距离小于 40 mm，如过大则可以判定为矢状位失平衡。

　　脊柱平衡包括三个方面的内容：首先是整体平衡，表现为能独立行走，骨盆水平，头部位于骨盆中央，视线水平；其次是区域平衡，表现为骨盆水平，双肩等高，躯干位于骨盆中央；还有是局部平衡，表现为骨盆水平，上下代偿性侧凸的角度与主侧凸角度相当，脊柱到左右胸廓的距离相等。通常通过影像学指标对躯干的平衡程度进行评估。

第一节　冠状面失平衡的评价和测量

一、冠状面整体平衡的评价参数和测量

1. 颈 7 铅垂线到骶骨中线的距离（C7 - CSVL）

　　全脊柱正位片上，从 C7 椎体中点垂直向下，作平行于 X 线片边缘的直线，即 C7 铅垂线（C7PL），再从第一骶骨（S1）的几何中心垂直向上，作一平行于 X 线片边缘的直线，即骶骨中垂线（CSVL），通常以 C7PL 到 CSVL 的距离评价冠状平面的躯干平衡。正常情况下 C7 - CSVL 绝对值一般小于 20 mm、大于 20 mm 为冠状面失平衡（图 11 - 1）。李明等提出躯干失平衡的标准是 T1 椎体偏离骶骨中垂线距离绝对值小于 10 mm，左偏为正，右偏为负。邱贵兴等报道躯干失平衡的标准为 C7 棘突垂线与 CSVL 的偏移距离大于 20 mm，肩部不等高，远侧腰椎旋转加重。

2. 躯干失衡角

　　在前后位 X 线脊柱全长片上，从 C7 椎体中心至耻骨联合上缘中点作一直线，正常人此线与通过 C7 的铅垂线一致，冠状面失平衡后此线与 C7 的铅垂线的夹角称之为躯干失衡角，通过测量该角度可以评价躯干的平衡情况。正常情况下躯干失衡角为 0°～1°。角度增大则表明冠状位躯干失平衡加重（图 11 - 2）。

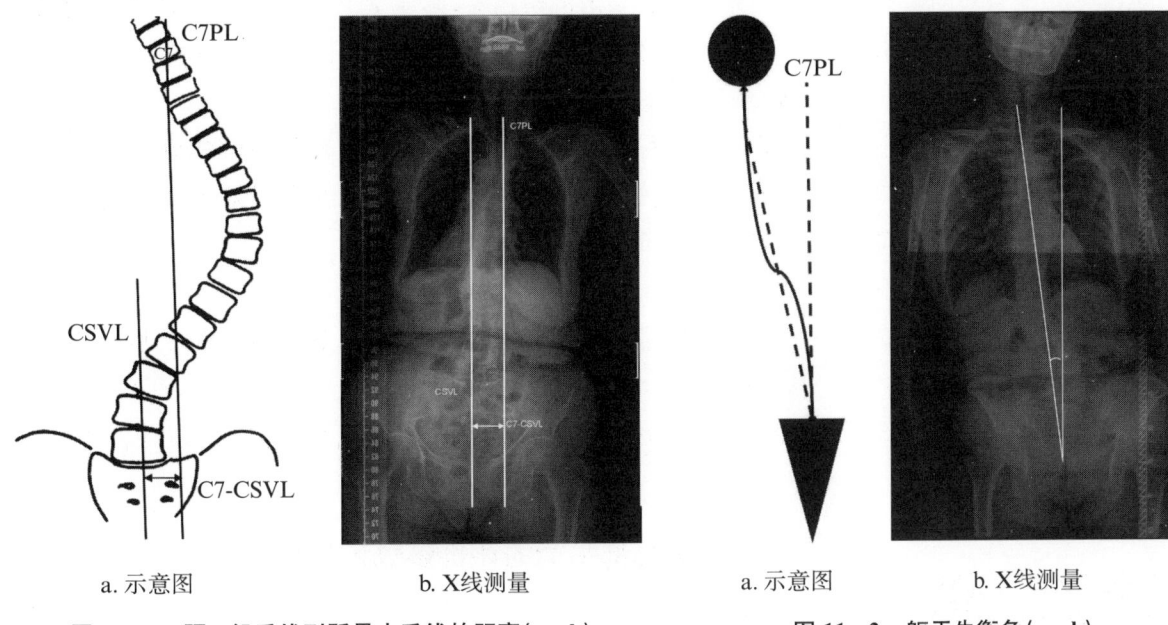

a. 示意图　　　　　b. X线测量　　　　　　　　a. 示意图　　　　　b. X线测量

图 11-1　颈 7 铅垂线到骶骨中垂线的距离(a—b)　　　图 11-2　躯干失衡角(a—b)

二、冠状面区域平衡的评价参数和测量

1. 肩部失平衡的评价指标

双肩高度差(shoulder height difference，SHD)指双侧肩峰最高点的高度差值，正常情况下双肩高度平衡，SHD 为 0。SHD 绝对值大于 10 mm、小于 20 mm 为轻度失平衡，SHD 绝对值大于 20 mm、小于 30 mm 为中度失平衡，SHD 绝对值大于 20 mm、小于 30 mm 为重度失平衡(图 11-3)。

锁骨倾斜角(clavicle angle，CA)为两端锁骨最高点切线与水平线之间的夹角，正常情况下锁骨倾斜角为 0°~1°，左侧锁骨高于右侧定义为阳性，角度增大则表明肩部失平衡加重(图 11-4)。

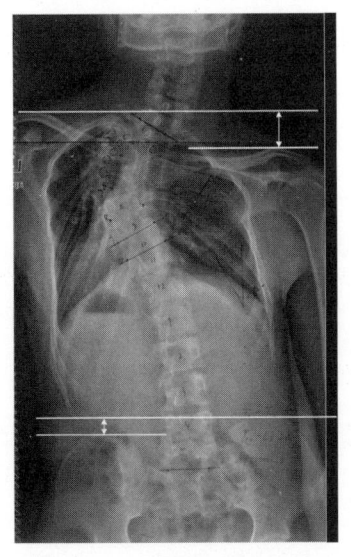 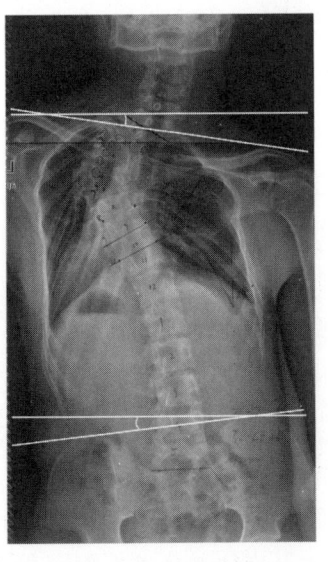

图 11-3　双肩高度差和双侧　　　图 11-4　锁骨倾斜角和骨盆
　　　　　髂嵴高度差测量　　　　　　　　　　倾斜角测量

Kuklo 等研究表明,锁骨倾斜角与术后双肩平衡密切相关,影像学上双肩高度差、喙突高度、斜方肌长度、第一肋骨～锁骨高度与术后双肩平衡部分相关或不相关,T1 椎体倾斜度与术后肩部的平衡不存在相关性。

锁骨倾斜角及 SHD 与患者肩部失平衡密切相关。其中锁骨倾斜角与肩部的倾斜相一致,而 SHD 代表两侧肩部的实际高度差值,除与锁骨倾斜角相关外,还与患者的肩部宽度相关,T1 椎体倾斜度反映了上胸椎侧凸局部的平衡情况,与肩部平衡不直接相关。

2. 骨盆失平衡的评价指标

双侧髂嵴高度差是指正位片上双侧髂嵴最高点的高度差。正常情况下双侧平衡,高度差为 0°,失平衡后双侧髂嵴高度不一致,但其影响因素较多。

双侧髂嵴最高点连线与水平线的夹角称为骨盆倾斜角,正常情况下骨盆平衡,为 0°,角度增大则表明骨盆失平衡加重。

三、冠状面局部平衡的评价参数和测量

1. 椎体倾斜度

椎体倾斜度为站立位标准前后位 X 线片上,上终板左右端的连线与水平线之间的夹角。正常为 0°,脊髓侧凸时椎体发生倾斜(图 11-5)。研究发现,椎体倾斜度,特别是 L3、L4 椎体倾斜度与脊柱侧凸的临床症状、侧凸进展、生存质量有显著相关性,是脊柱冠状面平衡评价中重要的影像学参数。

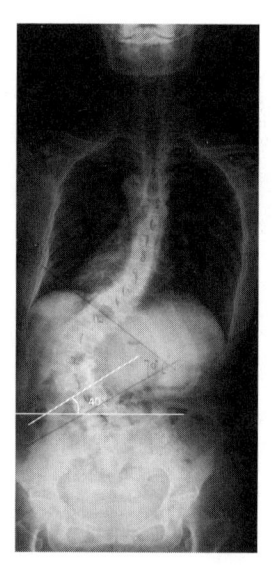

图 11-5 椎体倾斜度

2. 椎体侧方移位(图 11-6)

椎体侧方移位指冠状面上相邻两个椎间的相对位移。在成人脊柱侧凸患者中,椎体侧方移位常与椎体轴位上的旋转畸形同时出现,被称为旋转半脱位(rotatory subluxation,RS),好发于 L3、L4 节段。

在标准站立位全脊柱前后位 X 线片上,椎体侧方位移的测量方法有三种:(1) MB(midbody)法:从相邻椎体侧边的凹陷中点引两条垂线,其水平距离即为椎体侧方位移;(2) EP(endplate)法:从上位椎体下终板最外侧点及下位椎体上终板同侧最外侧点引两条垂线,测量两线间的水平距离;(3) C(centroid)法:从相邻两个椎体中心分别引一条垂线,测量两线间的水平距离(图 11-6)。

Freedman 等对三种方法进行比较,认为 C 法最可靠,但是较复杂,EP 法最简单快捷又较为可靠,出错率较低,但对影像质量要求较高。

Schwab 等认为腰前凸角度的丢失和较大的椎体侧方移位是和退变性脊柱侧凸关系最紧密的两项指标,并且腰前凸角度的减小和逐渐进展的椎体侧方移位是进行外科手术干预的明确指标,并依据最大椎体的侧方滑移(EP 法)将成人脊柱侧凸分为:① 无侧方滑移:最大侧方位移小于 1 mm;② 中等滑移:最大侧方位移在 1～6 mm;③ 重度滑移:最大侧方位移大于 7 mm。目前多数学者均认为椎体侧方移位是引起成人脊柱侧凸患者临床症状的显著相关性的指标之一,疼痛及较大的椎体侧方位移是进行外科手术的重要指征。

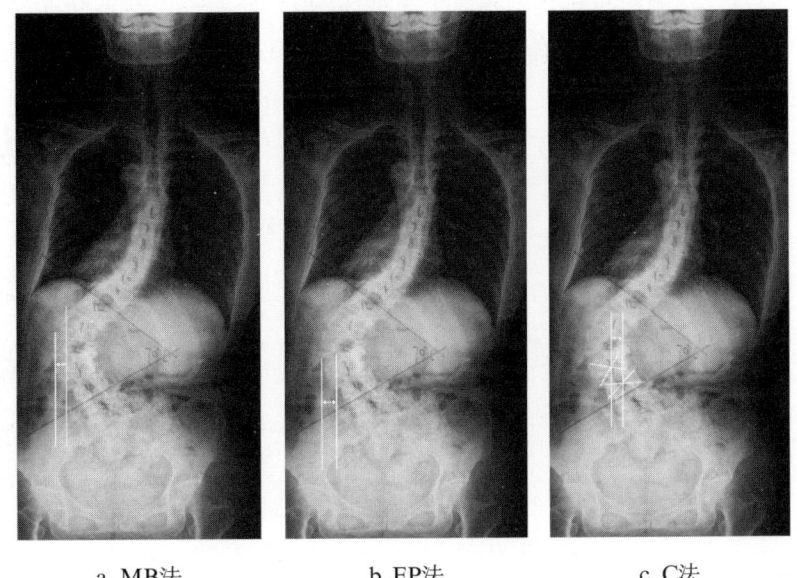

a. MB法　　　　　b. EP法　　　　　c. C法

图 11-6　椎体侧方移位的测量(a—c)

第二节　矢状面失平衡的评价和测量

正常脊柱矢状面上有四个生理弯曲，颈椎腰椎前凸，胸椎和骶尾椎后凸，躯体在矢状面上维持平衡。正常情况下胸$_2$至胸$_{12}$后凸角度为10°～40°，腰$_1$至腰$_5$前凸角度为40°～60°。从C7椎体中点垂直向下的直线接近骶骨后上角，与骶骨后上角之间的垂直距离小于40 mm，如过大则可以判定为矢状位失平衡。

脊柱矢状面平衡由脊柱矢状面排列和骨盆矢状面排列决定，脊柱与骨盆的排列相互作用，使人体在最小能耗下保持相对稳定的姿势。脊柱畸形患者的生存质量与矢状面畸形密切相关，成人脊柱畸形的矫正中矢状面的矫正比冠状面矫正更为重要。

一、脊柱骨盆矢状面平衡参数的测量及意义

1. 脊柱矢状面参数（图11-7，图11-8，图11-9）：SVA、TK、LL、TLK

（1）矢状面偏移（SVA）

SVA是指C7铅垂线（C7 plumb line，C7PL）与骶骨后上角之间的垂直距离，C7PL在骶骨后上角前方为正，后方为负，不同人群有一定差异，随着年龄增长向正值方向增加，即正平衡或躯干前倾，其正平衡程度与健康状况负相关，正常情况下绝对值小于40 mm。

（2）胸椎后凸（thoracic kyphosis，TK）

TK指T4椎体上终板与T12椎体下终板之间的Cobb角，与生存质量密切相关，正常范围为29°～53°。

（3）腰椎前凸（lumbar lordosis，LL）

LL指L1椎体上终板与L5椎体下终板之间的Cobb角。随着年龄增加，LL逐渐变小，是影响生

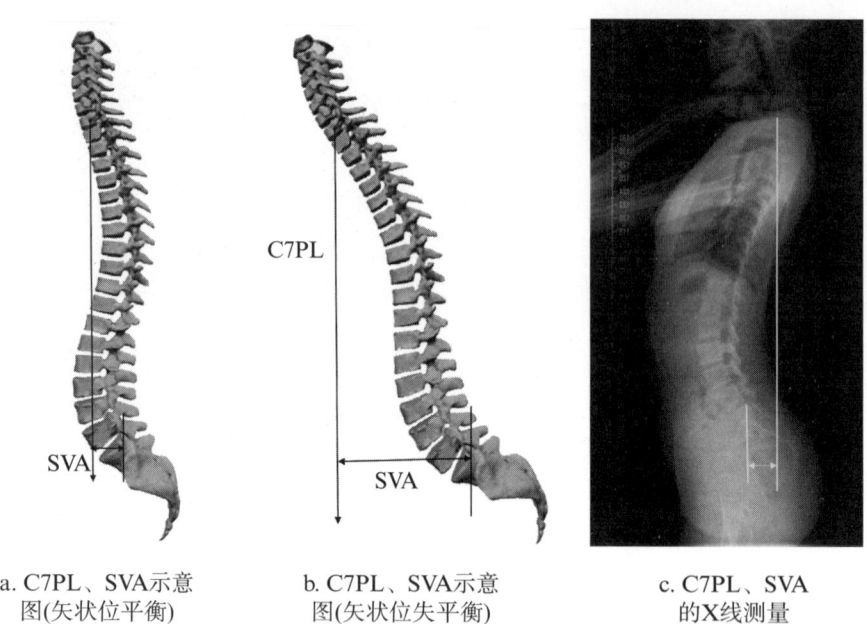

a. C7PL、SVA示意图(矢状位平衡)　　b. C7PL、SVA示意图(矢状位失平衡)　　c. C7PL、SVA的X线测量

图 11-7　脊柱矢状面参数：C7PL、SVA(a—c)

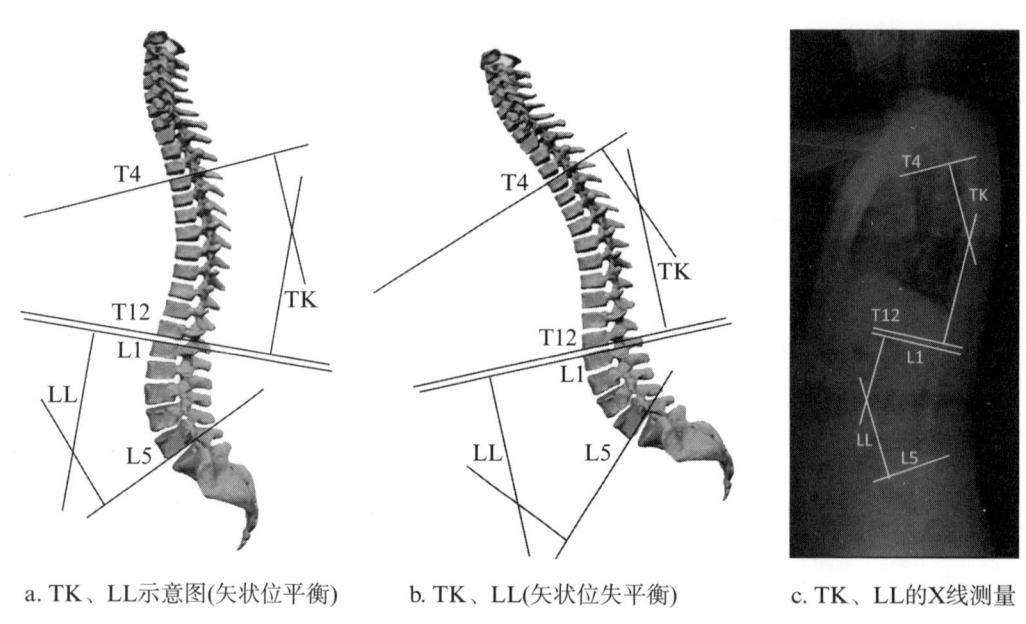

a. TK、LL示意图(矢状位平衡)　　b. TK、LL(矢状位失平衡)　　c. TK、LL的X线测量

图 11-8　脊柱矢状面参数：TK、LL(a—c)

存质量的重要参数，脊柱畸形矫形时获得合理的 LL 尤为关键，正常范围为 25°～50°。

（4）胸腰椎后凸角(TLK)

TLK 是指 T10 椎体上终板和 L2 下终板之间的 Cobb 角(图 11-9)，正常范围为 4°～16°，矢状位失平衡时此角度常增大。

2. 骨盆矢状面参数：PT、SS、PI

（1）骨盆倾斜角(pelvic tilting，PT)

PT 是指 S1 上缘中点至股骨头中心点连线与铅垂线的夹角。正常范围 10°～21°。

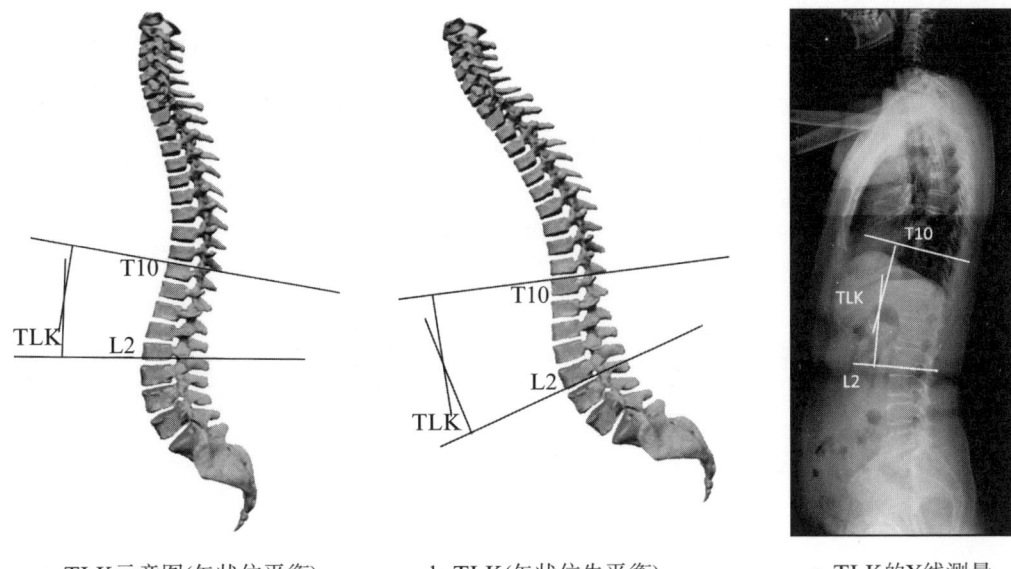

a. TLK示意图(矢状位平衡)　　　b. TLK(矢状位失平衡)　　　c. TLK的X线测量

图 11-9　脊柱矢状面参数：TKL(a—c)

(2) 骶骨倾斜角(sacral slope，SS)

SS 是指 S1 上缘与水平线的夹角。

(3) 骨盆投射角(pelvic incidence，PI)

PI 又称骨盆入射角，指 S1 上缘中点至股骨头中心点连线与 S1 上缘中垂线的夹角(双侧股骨头不重合时，取两中心点连线的中点)(图 11-10)，正常范围 44°～59°。

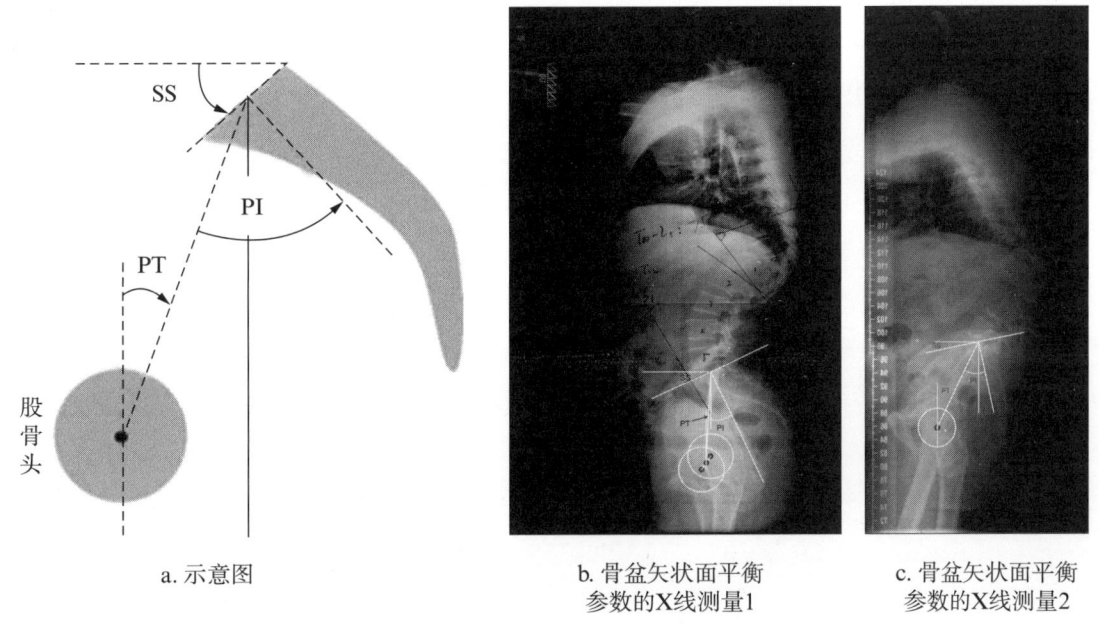

a. 示意图　　　b. 骨盆矢状面平衡参数的X线测量1　　　c. 骨盆矢状面平衡参数的X线测量2

图 11-10　骨盆矢状面平衡参数(PI、PT、SS)的 X 线测量(a—c)

Duval-Beaupere 等 1992 年首次报道了这一参数。PI 等于 SS 和 PT 之和，PI 不受姿势影响，PT 和 SS 随着姿势改变而改变，两者此消彼长。在儿童及青少年时期，PI 随着年龄的增长不断增加，当成年后骨骼发育成熟，PI 将会保持不变。PT 增高，意味着骨盆后旋，导致生存质量下降。

3. 脊柱-骨盆矢状面参数的测量及意义

(1) C7 倾斜度(C7T,又称 Spinal Tilt,脊柱倾斜角)

C7T 指颈 1 椎体中心至骶 1 椎体后上缘的连线与水平线的交角(图 11-11),表示脊柱相对于水平线的倾斜角度。角度越小,表示脊柱失平衡越严重。

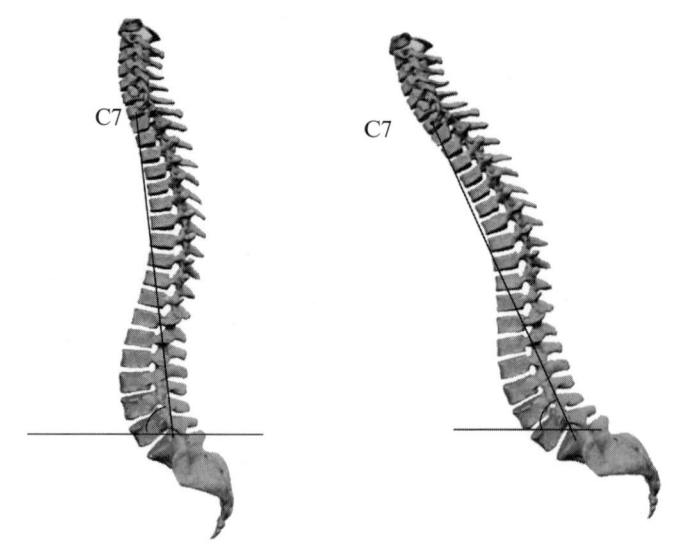

a. C7倾斜度测量1　　　　b. C7倾斜度测量2

图 11-11　脊柱-骨盆矢状面参数：C7 倾斜度(a—b)

(2) 脊柱-骶骨角(Spinal-sacral angle, SSA)

指颈 1 椎体中心至骶 1 椎体后上缘的连线与骶 1 上终板所在直线的交角(图 11-12),也是表示脊柱倾斜的角度,角度越小,表示脊柱失平衡越严重。与 C7T 的区别是此角度包括了骨盆的倾斜和脊柱的倾斜,是两者相互作用、代偿的结果。

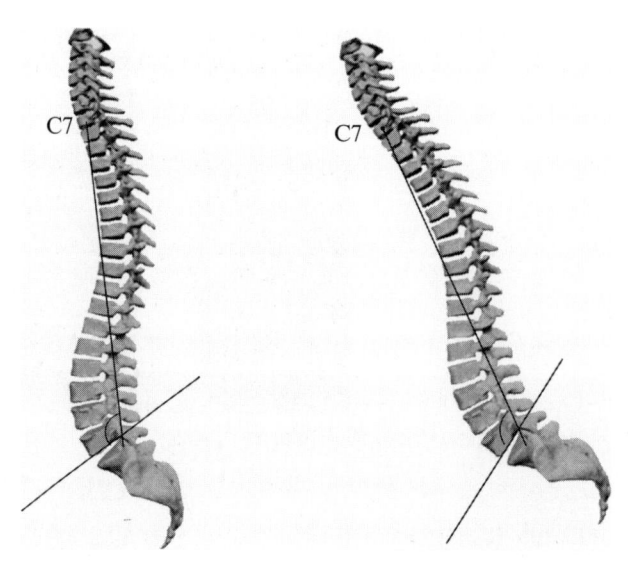

a. 脊柱-骶骨角测量1　　　　b. 脊柱-骶骨角测量2

图 11-12　脊柱-骨盆矢状面参数：脊柱-骶骨角(a—b)

(3) T1脊柱骨盆倾斜角(T1 Spinal-pelvic inclnation，T1-SP1)(图11-13)

T1-SP1指T1椎体中点到股骨头中点的连线与通过T1椎体中点的铅垂线的夹角，是矢状面上脊柱、骨盆相互代偿作用的结果，表示脊柱、骨盆的整体平衡。T1在股骨头前方T1-SP1角为正值，后方为负。随着年龄增长，躯干前倾，此角度逐渐增大，其大小与健康状况负相关。

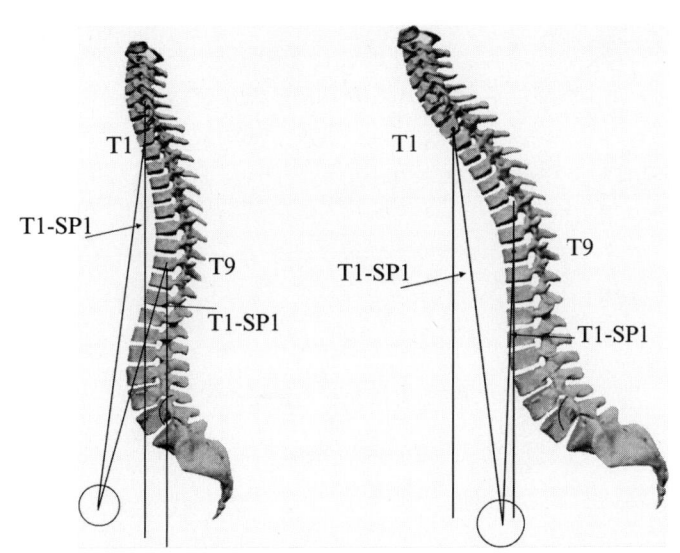

a. T1、T9脊柱骨盆倾斜角测量1　　b. T1、T9脊柱骨盆倾斜角测量2

图11-13　脊柱-骨盆矢状面参数：T1、T9脊柱骨盆倾斜角(a—b)

(4) T9脊柱骨盆倾斜角(T9 Spinal-pelvic inclnation，T9-SP1)

T9-SP1指T9椎体中点到股骨头中点的连线与通过T9椎体中点的铅垂线的夹角，也是矢状面上脊柱、骨盆相互代偿作用的结果，表示脊柱、骨盆的整体平衡。角度绝对值越小，表示脊柱越前倾，脊柱失平衡越严重。

4. 矢状面平衡的代偿机制

退行性腰椎疾病常导致腰椎前凸减小而躯干前倾，胸椎代偿性后凸减小使躯干后倾维持平衡。远端腰椎前凸的丢失可以由其近段的腰椎或胸腰段的前凸增加来代偿。骨盆区的代偿机制是骨盆后倾，骶骨绕股骨头向后旋转，使髋关节处于过伸位，进一步加重则通过膝关节屈曲与踝关节过伸代偿(图11-14)。

PI=PT+SS，骨盆后旋，PI维持不变，PT增加，则SS变小。

研究发现，L5-S1椎间盘退变程度与LL、PI、SS、T1-SP1呈负相关，与SVA、C7T呈正相关，提示L5-S1可能是影响躯干整体矢状面平衡最为重要的节段，L1/2、L2/3、L3/4椎间盘退变程度与PT呈正相关，提示骨盆的后旋与上、中腰椎的退变程度密切相关，互为因果。

矢状面躯干偏移、骨盆投射角、胸椎后凸角、腰椎前凸角均是影响生存质量的重要脊柱矢状面平衡参数。骨盆投射角的改变是影响身体疼痛的主要因素。骨盆投射角和倾斜角、腰椎前凸角是影响活动能力的主要因素。胸椎后凸角、腰椎前凸角和矢状面正平衡是影响总体健康的主要因素。

5. 脊柱后凸畸形截骨角度设计与骨盆参数的关系

脊柱后凸畸形常常需要通过截骨矫形来矫正。脊柱后凸畸形矫形的最终目标是能够双眼平视、双膝关节伸直、双髋关节保持中立位、正常平卧，患者自然站立无屈膝、无伸髋。

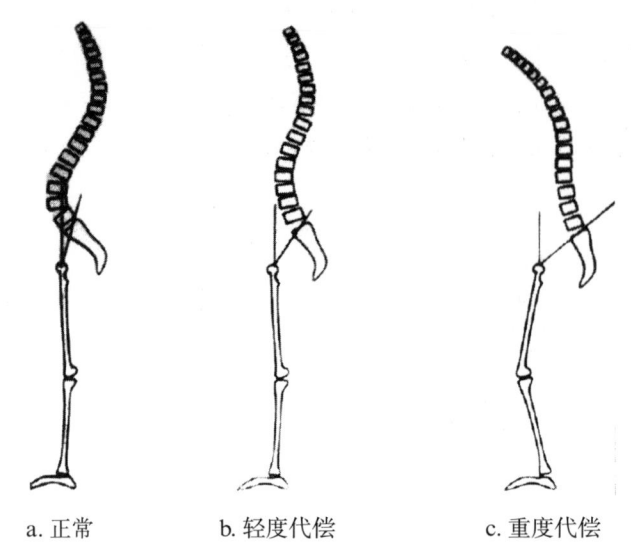

a. 正常　　　b. 轻度代偿　　　c. 重度代偿

图 11-14　脊柱-骨盆矢状面平衡的代偿（a—c）

影像学矢状面上 C7 重垂线经过骶骨后缘或 C7 重垂线不超过骶骨前 2 cm。

截骨角度（PSO angle）是指截骨椎体上下终板夹角变化值（如为双节段截骨），则为 2 个节段截骨角度之和。脊柱后凸畸形需要的矫正角度是以某一椎体前缘为旋转中心，将 C7 椎体中心从后凸状态旋转到矢状面中立位所成的角度，如 α 角（图 11-15）。最佳矫形效果是通过截骨获得足够的矫形角度，保证骨盆中立位，躯干重心点落在髋轴上，此种状态人体能量消耗最低。

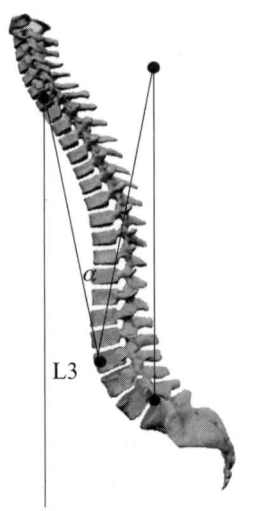

图 11-15　脊柱后凸畸形截骨角度设计

正常人群中，脊柱序列与骨盆序列密切相关，骨盆通过两种机制来调节脊柱的序列：其一是 PI、SS 与 LL 具有明显的相关性，LL 越大，SS 越大，骨盆通过调整 SS 来改变 LL，从而调节脊柱的序列，即使是在脊柱侧弯患者中，骨盆与脊柱依然保持着这种相关性。其二是通过 PT 的变化来调整躯干的重心，脊柱后凸越严重，躯干重心越是远离髋轴，所需的骨盆代偿性后旋越明显（PT 越大，SS 越小），而其直立活动能力越差。合理的截骨矫形可使患者脊柱序列改善，躯干重心后移，机体不再需要后旋骨盆的代偿机制来维持直立姿势的平衡状态。

所以,合理的矫形术后患者骨盆位置性参数(PT、SS)恢复正常。在此状态下,患者伸髋、屈膝肌群处于松弛状态,为行走、站立活动做好良好的运动储备,患者直立活动能力明显改善,因此,确保术后骨盆中立位(PT、SS恢复至正常值范围)比矫正矢状面平衡距离(SVA恢复至正常值范围)更有意义。

参 考 文 献

[1] 王太平,郑召民,刘辉,等. 成人脊柱畸形矢状面平衡与生存质量的相关性分析. 中华医学杂志,2012,92(21):1481-1485.

[2] Jackson RP, Kanemura T, Kawakami N, et al. Lumbopelvic lordosis and pelvic balance on repeated standing lateral radiographs of adult volunteers and untreated patients with constant low back pain. Spine(Phila Pa 1976). 2000 Mar 1,25(5):575-586.

[3] Van Royen BJ, Toussaint HM, Kingma I, et al. Accuracy of the sagittal vertical axis in a standing lateral radiograph as a measurement of balance in spinal deformities. Eur Spine J,1998,7(5):408-412.

[4] Schwab F, Lafage V, Boyce R, et al. Gravity line analysis in adult volunteers: age-related correlation with spinal parameters, pelvic parameters, and foot position. Spine(Phila Pa 1976),2006 Dec 1,31(25):E959-967.

[5] Schwab F, Lafage V, Patel A, et al. Sagittal plane considerations and the pelvis in the adult patient. Spine(Phila Pa 1976),2009 Aug 1,34(17):1828-1833.

[6] Glassman SD1, Bridwell K, Dimar JR, et al. The impact of positive sagittal balance in adult spinal deformity. Spine(Phila Pa 1976),2005 Sep 15,30(18):2024-2029.

[7] Hanson DS, Bridwell KH, Rhee JM, et al. Correlation of pelvic incidence with low-and high-grade isthmic spondylolisthesis. Spine(Phila Pa 1976),2002 Sep 15,27(18):2026-2029.

[8] Rousseau MA, Lazennec JY, Tassin JL, et al. Sagittal rebalancing of the pelvis and the thoracic spine after pedicle subtraction osteotomy at the lumbar level. J Spinal Disord Tech,2014 May,27(3):166-173.

[9] Roussouly P, Gollogly S, Berthonnaud E, et al. Classification of the normal variation in the sagittal alignment of the human lumbar spine and pelvis in the standing position. Spine(Phila Pa 1976),2005 Feb 1,30(3):346-353.

[10] Petcharaporn M, Pawelek J, Bastrom T, et al. The relationship between thoracic hyperkyphosis and the Scoliosis Research Society outcomes instrument. Spine(Phila Pa 1976),2007,32(20):2226-2231.

[11] Cho KJ, Lenke LG, Bridwell KH, et al. Selection of the optimal distalfusion level in posterior instrumentation and fusion for thoracic hyperkyphosis: the sagittal stable vertebra concept. Spine(Phila Pa 1976),2009,34(8):765-770.

[12] Greendale GA, Nili NS, Huang MH, et al. The reliability and validity of three non-radiological measures of thoracic kyphosis and their relations to the standing radiological Cobb

angle. Osteoporos Int,2011,22(6):1897-1905.

[13] Longis PM, Odri G, Passuti N, et al. Does thoracoscopic anterior release of rigidid iopathic scolioses associated with correction by Posterior instrumentation result in better long-term frontal and Sagittal balance. Orthop Traumatol Surg Res,2011,97(7):734-740.

[14] Briggs AM, Wrigley TV, Tully EA, et al. Radiographic measures of thoracic kyphosis in osteoporosis: Cobb and vertebral centroid angles. Skeletal Radiol,2007,36(8):761-767.

[15] Lafage V, Ames C, Schwab F, et al. Changes in thoracic kyphosis negatively impact sagittal alignment after lumbar pedicle subtraction osteotomy: a comprehensive radiographic analysis. Spine(Phila Pa 1976),2012,37(3):E180-187.

[16] Zaina F, Donzelli S, Lusini M, Negrini S. How to measure kyphosis in everyday Clinical practice: a reliability study on different methods. Stud Health Technol Inform, 2012, 176: 264-267.

[17] Azadinia F, Kamyab M, Behtash H, et al. The Validity and Reliability of Non-invasive Methods for Measuring Kyphosis. J Spinal Disord Tech. 2013: 1539-2465.

[18] Legaye J, Duval-Beaupere G. Sagittal plane alignmentof the spine and gravity: a radiological and clinical evaluation. Acta Orthop Belg,2005,71(2):213-220.

第十二章 骨质疏松的测量

骨质疏松症是以骨矿成分与基质不断减少、骨组织显微结构破坏为特征的一种全身骨骼系统退变性疾病。骨量减少和骨质降低使骨组织的机械强度减弱、脆性增加、发生骨折的危险性明显增高。骨质疏松包括两方面含义：① 骨量减少，包括骨矿物质和骨基质比例的减少；② 骨质退变，骨组织吸收和生成失衡导致显微结构退变，表现为骨小梁结构破坏、变细和断裂。

第一节 骨质疏松的分类及诊断

一、骨质疏松的分类

骨质疏松分类方法很多，根据病因可分为原发性和继发性两大类。

1. 原发性骨质疏松症

主要包括：① 特发性成年骨质疏松症；② 特发性少年骨质疏松症；③ 退行性骨质疏松症，分为两型：Ⅰ型为绝经后骨质疏松症；Ⅱ型为老年性骨质疏松症。

2. 继发性骨质疏松症

主要包括：① 皮质醇增多症；② 甲状旁腺功能亢进；③ 甲状腺功能亢进；④ 糖尿病；⑤ 慢性肾病；⑥ 胃肠切除；⑦ 某些药物如类固醇激素、抗癫痫药、抗凝血药物等。

二、骨质疏松症诊断与分级

目前，通常以双能X线骨密度吸收仪（DEXA）来测定骨量，用测出的骨矿密度值（BMD）或单位面积骨矿含量（BMC）表示。世界卫生组织（WHO）将骨量降低的标准差（SD）作为骨质疏松症诊断、分级标准，即T-Score方法；也有以BMD测得值与同性别、同年龄组人群平均值相比，以标准差表示，称Z-Score方法。后者对于预测骨折的危险性更有意义。

WHO制定的骨质疏松症诊断、分级标准为：① 正常：BMD或BMC不低于正常成年人均值1 SD；② 骨量减少：BMD或BMC低于正常成年人均值1 SD，但不超过2.5 SD；③ 骨质疏松症：BMD或BMC低于正常成年人均值，超过2.5 SD；④ 严重骨质疏松症：BMD或BMC低于正常成年人均值，超过2.5 SD，同时出现一处或多处骨折。

第二节 骨质疏松的评价方法

一、脊椎骨密度估计法

见图12-1。

Ⅰ度：纵向骨小梁明显。

Ⅱ度：纵向骨小梁变稀疏。

Ⅲ度：纵向骨小梁不明显。同时发生压缩性骨折者，应测量楔形指数。

楔形指数＝(椎体后缘高度－前缘高度)/后缘高度。

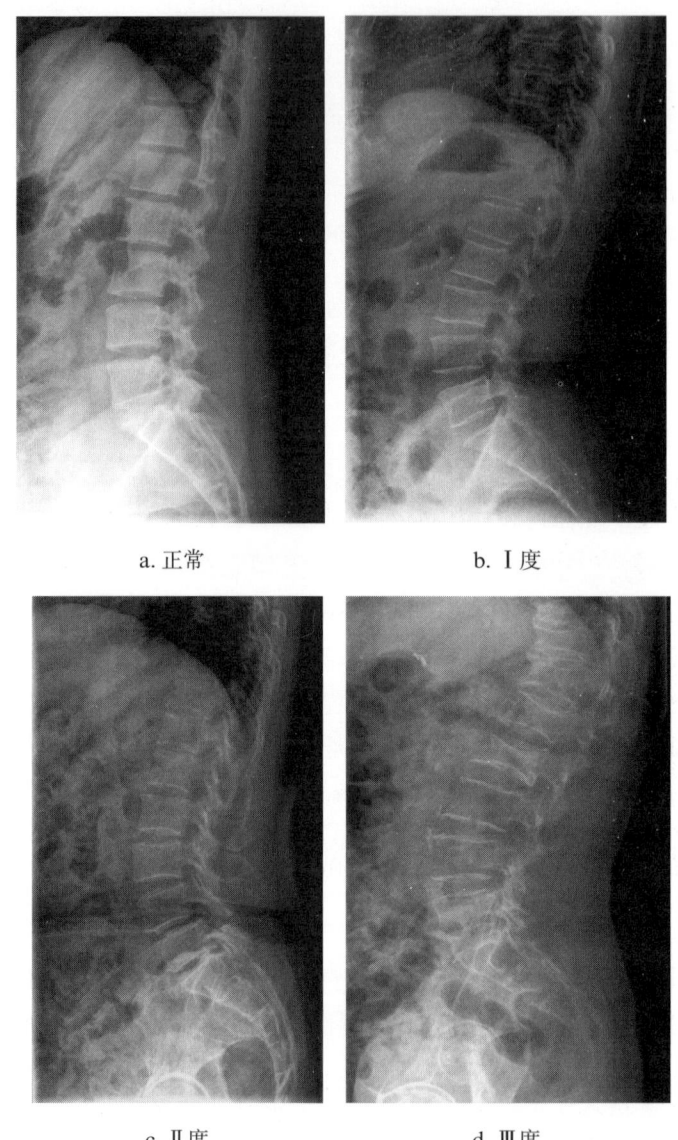

a. 正常　　　　　b. Ⅰ度

c. Ⅱ度　　　　　d. Ⅲ度

图 12-1　脊椎骨密度估计法(a—d)

二、腰椎双凹指数

侧位片上测量第三腰椎椎体中央高度(h)与椎体前缘高度(H)，两者之比称为双凹指数，也称腰椎指数(图 12-2)。若该指数低于 80%，即可认为有骨质疏松。

三、Singh 指数

Singh 指数是 X 线平片判断股骨近端骨量丢失的半定量形态学指标，Singh 按骨小梁消失顺序和

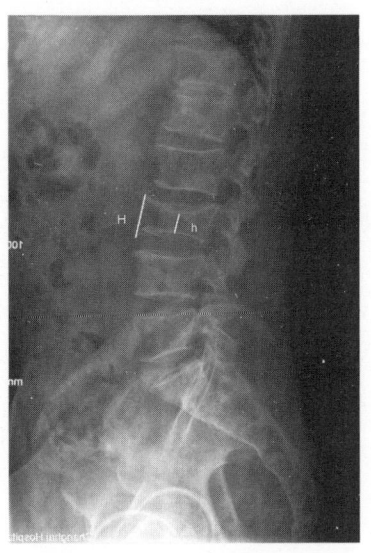

图 12-2　腰椎双凹指数的测量
（H：椎体前缘高度，h 椎体中央高度）

程度将股骨近端骨小梁变化分为 6 级（图 12-3、图 12-4）：Ⅶ级为正常，度数越小，骨质疏松程度越大，Ⅵ级以下为骨质疏松，Ⅲ级以下为重度骨质疏松，发生股骨颈骨折可能性较大。

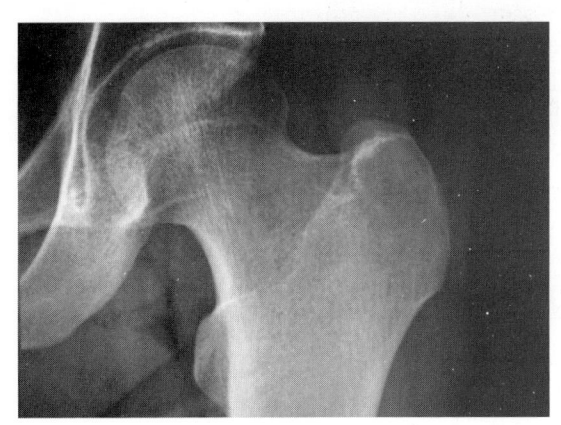

a. X线片

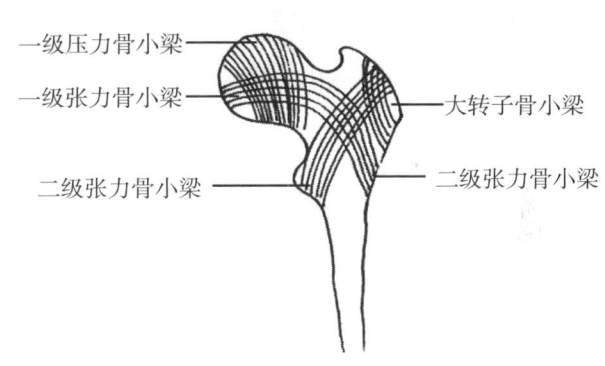

b. 示意图

图 12-3　股骨近端骨小梁分布（a—b）

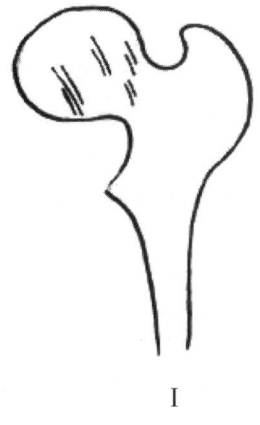

Ⅰ

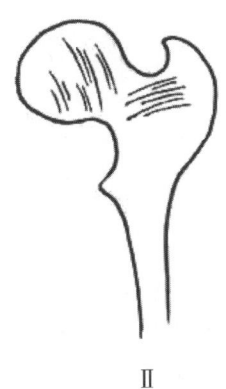

Ⅱ

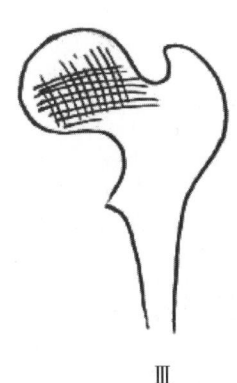

Ⅲ

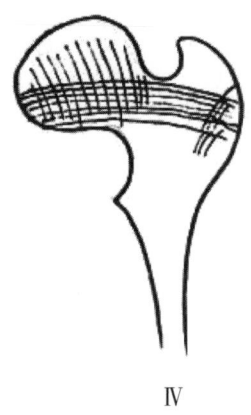
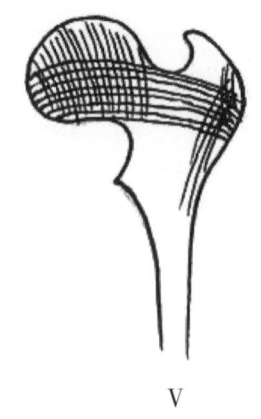
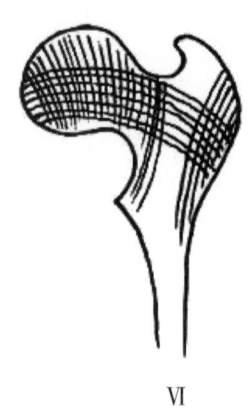

Ⅳ　　　　　　　　　Ⅴ　　　　　　　　　Ⅵ

图 12-4　Singh 指数分级示意图

四、跟骨骨小梁类型指数（Jhamaria 分度法）

Jhamaria 将跟骨侧位片上根据压力和张力骨小梁的吸收变化规律分为五度。Ⅴ、Ⅳ度正常，Ⅲ度可疑，Ⅱ度、Ⅰ度为骨质疏松。该指数是一种易于早期发现骨质疏松的方法（图 12-5）。

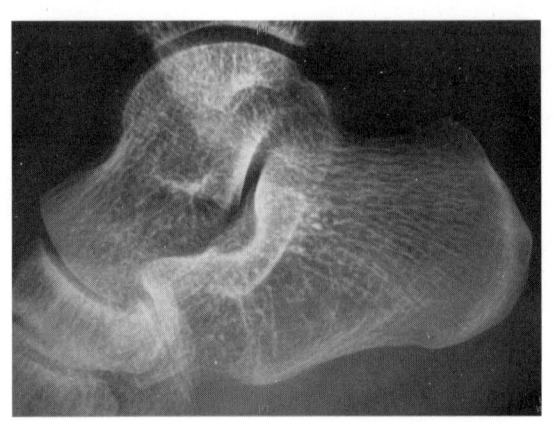

图 12-5　跟骨侧位 X 片所示骨小梁分布

五、管状骨用皮质指数法

常用在四肢长骨、第 2 掌骨及锁骨等部位。

皮质指数＝中点皮质厚度/该点骨横径，指数＜0.4 为可疑，＜0.35 诊断为骨质疏松。

第 2 掌骨皮质测量拍左手正位片，在第 2 掌骨干中点进行测量（图 12-6），测出掌骨干横径（D）及同一测量点处的髓腔横径（d）以及该掌骨长度（L），然后计算皮质厚度指数[（D－d）/D]，正常不小于 44%。

六、Meunier 法

Meunier 首先提出 RVI（radiological vertebral index）评估方法，具体包括：① 正常椎体；② 椎体改变为双凹形；③ 椎体终板折断或楔形骨折或爆裂骨折。其分数的总和即为指数，它反映从胸段至腰段椎体变形的总和，还反映变形的范围，但它不能反映每个椎体变形的严重程度，而且重复性较差，没有得到广泛推广使用。

第十二章　骨质疏松的测量

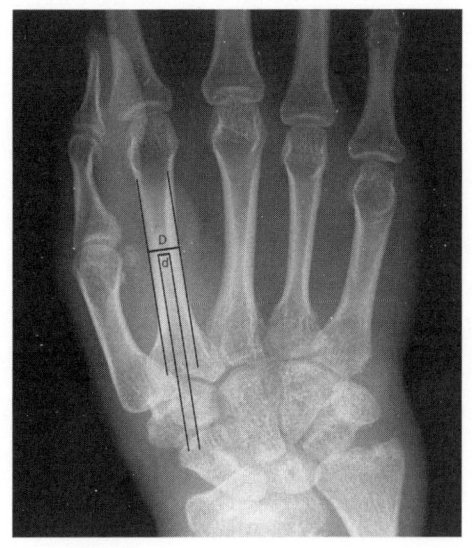

图 12-6　第 2 掌骨皮质指数

七、Kleerkoper 法

Kleerkoper 在 Meunier 法的基础上进行了修改，提出 VDS 指数（vertebral deformity score），即对每个椎体（胸 4～腰 5）的变形进行评估，根据变形程度分为 0～3 级，即对每一个椎体的前、中、后高度改变进行测量，分别用 ha、hm、hp 表示，分级如下（图 12-7）。

0 级：正常，VDS 指数为 0。

1 级：椎体终板变形，即 hm 的高度减少小于 4 mm 或 15%。

2 级：楔形改变，即 ha 的高度减少大于 4 mm 或 15%，而 hm 的高度少量减少。

3 级：椎体压缩变形，即 hm、ha 和 hp 的高度减少大于 4 mm 或 15%。单纯椎体中间高度的减低并不代表有椎体骨折，而是说明存在骨质疏松，预测将来可能发生骨折。VDS 总和的最大指数为 3×14=42。

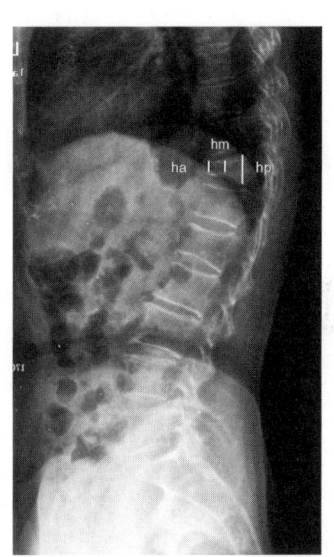

图 12-7　Kleerkoper 法对椎体的前、中、后高度的测量（分别用 ha、hm、hp 表示）

八、Genant 半定量法骨折程度评定

椎体变形并非均由骨折所致，而椎体骨折一定存在不同程度的变形。Genant 利用观察 X 线片而不需要测量椎体高度的半定量方法较为简单、实用，在标准侧位 X 线片上观察胸$_4$～腰$_5$椎体形态和大小。

0 级：正常，椎体形态和大小正常。

1 级：Ⅰ度骨折，或轻度骨折，椎体高度降低 20%～25%，椎体投影面积降低 10%～20%。

2 级：Ⅱ度骨折，或中度骨折，椎体高度降低 26%～40%，椎体投影面积降低 21%～40%。

3 级：Ⅲ度骨折，或严重骨折，椎体高度和椎体投影面积降低大于 40%。

九、欧洲脊柱骨质疏松研究小组(european vertebral osteoporosis study group, EVOSG)分类法

根据脊柱椎体骨折形态学特点，EVOSG 把骨质疏松性椎体压缩骨折(osteoporotic vertebral compression fracture，OVCF)分为以下三型(图 12 - 8)。

A 型：楔形(Wedge)，最常见，多见于胸腰段。又分为：A1 型：椎体压缩、前柱缩短。A2 型：上终板骨折、下沉到椎体内。

B 型：双凹型，亦即鱼尾形(biconcave)，多见于胸椎，常连续出现。

C 型：塌陷压扁形(crushed)，C 型由 A、B 型发展而来。又分为 C1 型、C2 型和 C3 型：骨折椎呈片状、椎体后壁相对完整；C2 型：片状椎、前柱凸向前；C3 型：中柱爆裂突向椎管内压迫硬膜囊或神经根，只见于胸腰段。

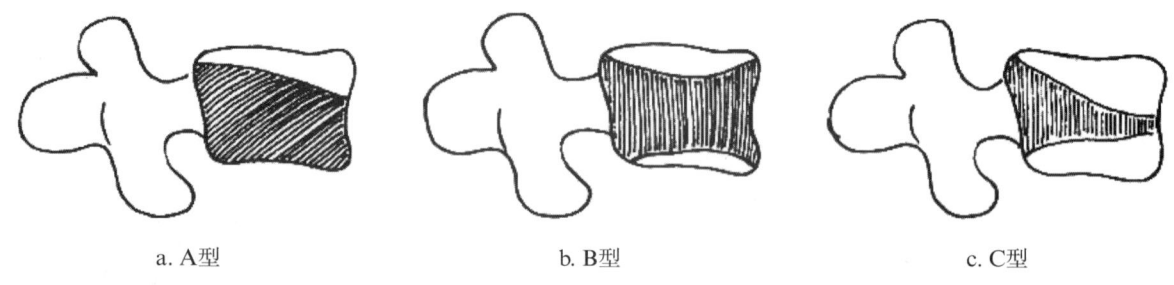

a. A 型　　　　　b. B 型　　　　　c. C 型

图 12 - 8　EVOSG 分类法示意图(a—c)

根据骨折累及椎节数目可分为单、双和多椎体骨折，近一半为单节段、楔形压缩骨折，即 A 型(图 12 - 9a)，其中 60% 以上位于胸$_{12}$、腰$_1$，其次是 B 型；双节段常跳跃分布，如胸$_{11}$和腰$_1$楔形压缩，腰椎可表现为连续 B 型骨折(图 12 - 9b)；多节段骨折常常是陈旧骨折基础上的新发骨折(图 12 - 9c)。

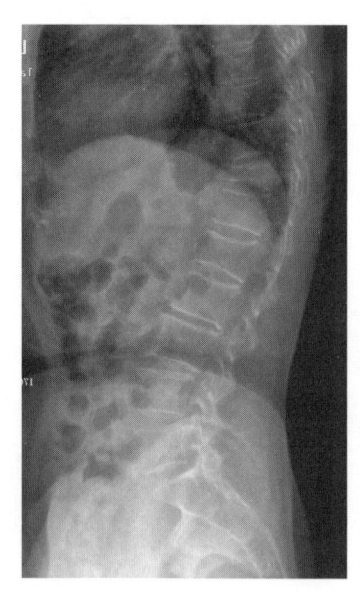 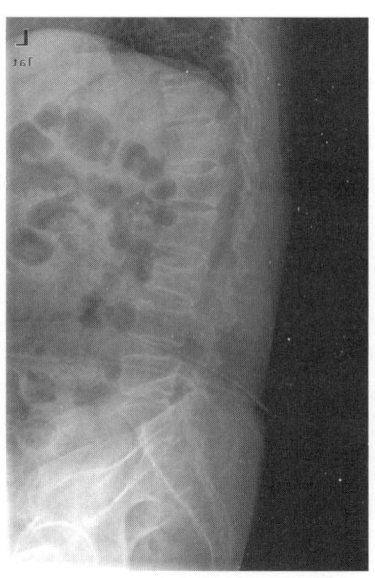 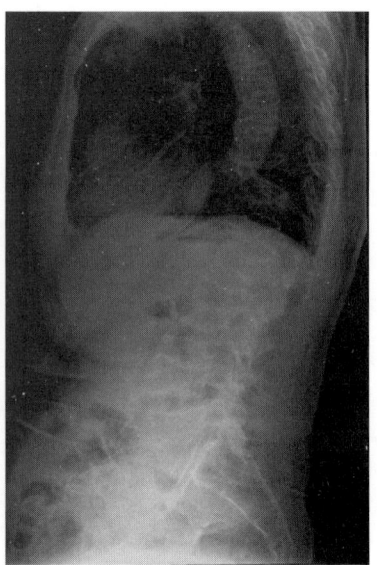

a. A 型　　　　　b. B 型　　　　　c. C 型

图 12 - 9　EVOSG 分类法(a—c)

十、MRI 分类

越来越多的报道显示，骨质疏松性椎体压缩骨折（OVCF）引起的顽固性腰背痛和迟发性神经压迫者并不少见，OVCF 早期诊断和早期治疗的重要性因此广为大家所重视，以免恶性循环的发生。与 X 线诊断相比，MRI 诊断具有一定优势，如鉴别多节段脊椎骨折原因、区分陈旧与新鲜骨折，而且可以发现 X 线上微细的椎体骨折，因此有助于早期诊断。由于骨折椎体 T1 加权像可显示不同类型骨折后不同区域的信号特点（这在 T2 加权像上很难划分不同区域），因此 Kanchiku 等利用骨折椎体的 MRI 中矢状位加权像特征（图 12-10），将骨质疏松脊椎骨折分为六类。

T 型：整体型（total），整个椎体出现信号改变（即上下终板和椎体前后壁之间），在椎体的四个角可存在正常信号。

A 型：前方型（anterior），信号改变主要在椎体前部，包括前壁。

P 型：后方型（posterior），信号改变主要在椎体后部，包括后壁。

S 型：上方型（superior），信号改变主要在椎体上部，包括上终板，后壁无改变。

I 型：下方型（inferior），信号改变主要在椎体下部，包括下终板，后壁无改变。

C 型：中央型（central），信号改变主要在椎体中部，不包括上、下终板。

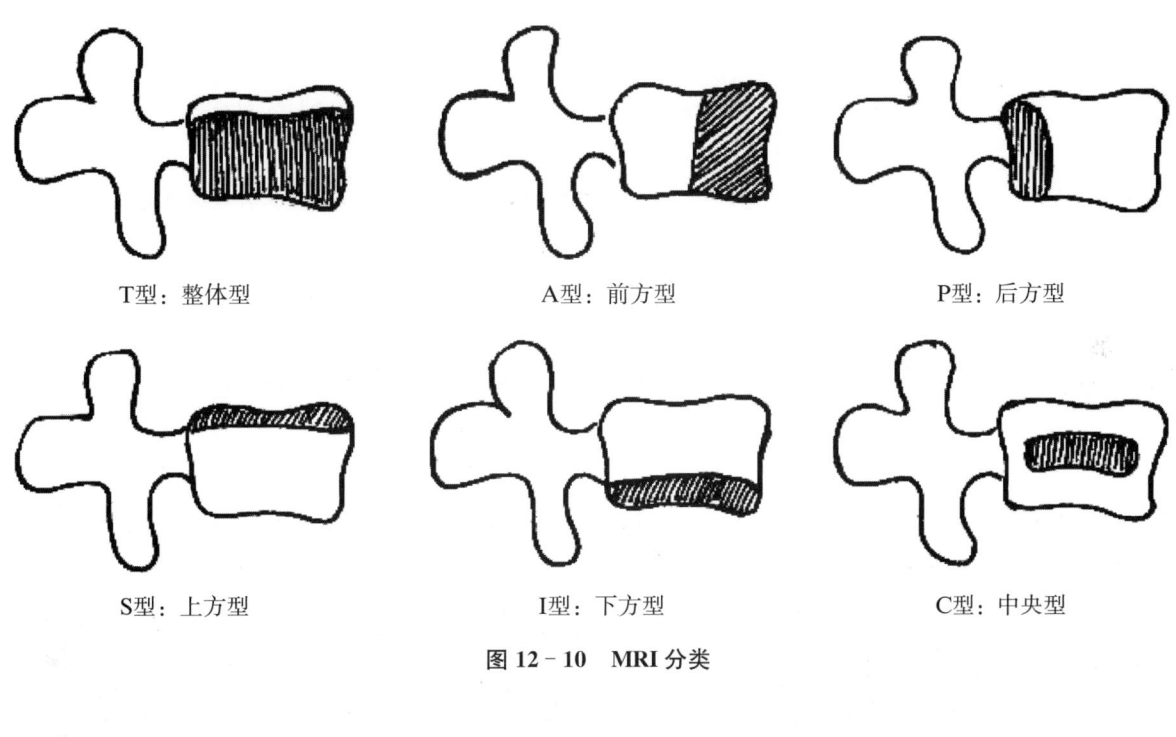

图 12-10　MRI 分类

参 考 文 献

[1] Singh M, Nagrath AR, Maini PS. Changes in trabecular pattern of the upper end of the femur as an index of osteoporosis. J Bone Joint Surg Am. 1970 Apr, 52(3): 457-467.

[2] Kleerekoper M, Nelson DA. Vertebral fracture or vertebral deformity. Calcif Tissue Int. 1992 Jan, 50(1): 5-6.

[3] Genant HK, Wu CY, Van Kui JK C, et al. Vertebral fracture assessment uslng a semiquantitative technipue. J Bone Miner Res,1993,8: 1137.

[4] Yates AJ, Ross PD, Lydick E, et al. Radiographic absorptiometry in the diagnosis of osteoporosis. Am J Med,1995,98(2A): 41S-47S.

[5] Jergas M; Schmid G. Conventional radiology of osteoporosis and radiographic absorptiometry. Radiologe,1999,39(3): 174-185.

[6] Makitie O, Doria AS, Henriques F, et al. Radiographic vertebral morphology: a diagnostic tool in Pediatric osteoporosis. J Pediatr,2005,146(3): 395-401.

[7] Karlsson KM, Sernbo I, Obrant KJ, et al. Femoral neck geometry and radiographic signs of osteoporosis as predictors of hip fracture. Bone. 1996,18(4): 327-330.

[8] Paiva LC, Filardi S, Pinto-Neto AM, et al. Impact of degenerative radiographic abnormalities and vertebral fractures on spinalbone density of women with osteoporosis. Sao Paulo Med J, 2002,120(1): 9-12.

[9] Hansen SJ, Nielsen MM, Ryg J, et al. Radiographic Absorptiometry as a screening tool in male osteoporosis: results from the Odense Androgen Study. Acta Radiol,2009,50(6): 658-663.

[10] Lippuner K, Fuchs G, Ruetsche AG, et al. How well do radiographic absorptiometry and quantitative ultrasound predict osteoporosis at spine or hip? A cost-effectiveness analysis. J Clin Densitom,2000,3(3): 241-249.

[11] Choi YJ, Yang SO, Shin CS, et al. The importance of morphometric radiographicvertebral assessment for the detection of patients who need pharmacological treatment of osteoporosis among postmenopausal diabetic Korean women. Osteoporos Int,2012,23(8): 2099-2105.

[12] Yuan X, Takahashi N, Terashita T, et al. Which vertebrae should be assessed in diagnosing osteoporosis by plain radiography? Comparative study of radiographic findings and bone mineral density measured by dual energy X-ray absorptiometry. J Orthop Sci,1998,3(5): 252-256.

[13] Hauschild O, Ghanem N, Oberst M, et al. Evaluation of Singh index for assessment of osteoporosis using digital radiography. Eur J Radiol,2009,71(1): 152-158.

[14] Koot VC, Kesselaer SM, Clevers GJ, et al. Evaluation of the Singh index for measuring osteoporosis. J Bone Joint Surg Br,1996,V78N5: 831-834.

[15] Meunier PJ. Large clinical trials for osteoporosis. Therapie. 2003,(585): 415-420.

[16] Meunier PJ, Delmas PD, Eastell R, et al. Diagnosis and management of osteoporosis in postmenopausal women: clinical guidelines. International Committee for Osteoporosis Clinical Guidelines. Clin Ther,1999,21(6): 1025-1044.

[17] Rea JA, Li J, Blake GM, et al. Visual assessment of Vertebral deformity by X-ray absorptiometry: a highly predictive method to exclude vertebral deformity. Osteoporos Int, 2000,11(8): 660-668.

[18] Roman M, Brown C, Richardson W, et al. The development of a clinical decision making

algorithm for detection of osteoporotic vertebral Compression fracture or wedge deformity. J Man Manip Ther,2010,18(1):44-49.

[19] Lewiecki EM. Bone densitometry and vertebral fracture assessment. Curr steoporos Rep,2010V8N3:123-130.

[20] Johnell O, O'Neill T, Felsenberg D, et al. Anthropometric measurements and vertebral deformities. European Vertebral Osteoporosis Study(EVOS) Group. Am J Epidemiol,1997,146(4):287-293.

[21] Davidson ET, Evans JG, Coble YD Jr. Bone mineral density testing by DEXA. J Fla Med Assoc,1996,83(8):567-568.

第十三章　骨骼发育程度的影像学测量

第一节　脊柱发育的影像学测量

在 X 线片上，出生时脊椎可见一个椎体和椎弓的两半，出生后 1 年内，椎弓的两半联合，此种联合最初发生于颈椎，最后为下腰椎和骶椎。出生后，节段动脉仍然存留于椎体中央的前方，侧位片上椎体前方中部可见一透亮凹迹或沟槽，为动脉入口。在 9～12 岁时，椎体上下两面的骨骺环或纤维软骨板内出现继发性骨化中心，于横断面观察时略呈三角形。椎体前缘比后缘先行骨化。约在 16 岁时，每个横突与棘突的尖端，各出现一个继发性骨化中心，呈半月形；每个关节突上亦各出现一个继发性骨化中心。这些骨化中心逐渐增大，大约至 25 岁时，与其附近的结构骨性融合（图 13-1）。

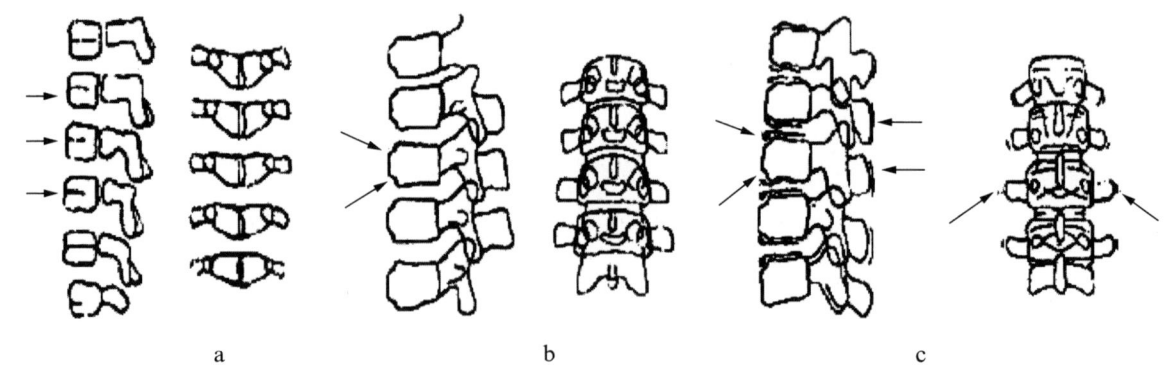

图 13-1　脊柱发育各阶段 X 线示意图（a—c）
（引自：荣独山. X 线诊断学. 第 1 版. 上海：上海科学技术出版社，1977.）
（图 13-1a. 出生时：椎弓两半还未连接，椎弓与椎体未连接，椎体前缘有血管沟凹迹；
图 13-1b. 8 岁时：椎弓与椎体连接，椎弓根、关节突和棘突发育完善，椎体上下缘前方有切迹；
图 13-1c. 16 岁时：椎体、横突和棘突均有继发性骨化中心。）

在出生时脊柱通常只有两个弯曲，胸椎和骶椎的后凸弯曲，此系胚胎时适应于胸部和骨盆内的脏器而形成。出生后 2～3 个月婴儿能举头时，颈椎节段开始形成凸面向前的弯曲，至 7～9 个月婴儿开始坐起时，颈椎曲度完全形成。幼儿 1 岁左右开始行走时，腰椎开始形成凸面向前的弯曲。即脊柱的颈椎和腰椎曲度为后天发育过程中身体适应重力需要形成的，而胸椎和骶椎的曲度为脊柱的原始曲度。

第二节　骨龄的测量及判断

在骨的发育过程中，原始骨化中心和继发骨化中心出现的时间、骨骺与干骺端骨性融合的时间及其形态的变化都有一定的规律性，由此，可以推测人的实际年龄，称做骨龄。骨龄可以反映个体的生长发育水平和成熟程度。它不仅可以用来确定儿童的生物学年龄,而且还可以通过骨龄及早了解儿童的生长发育潜力以及性成熟的趋势。

测定骨龄的方法有简单计数法、图谱法、评分法和计算机骨龄评分系统等,不方便记忆。而实际工作中估计骨龄还应当注意年龄、部位、性别和变异范围等因素。长海医院放射科夏玲娣教授根据50年的实际工作经验,总结出以下经验及记忆口诀,便于实际工作中应用,内容如图13-2。

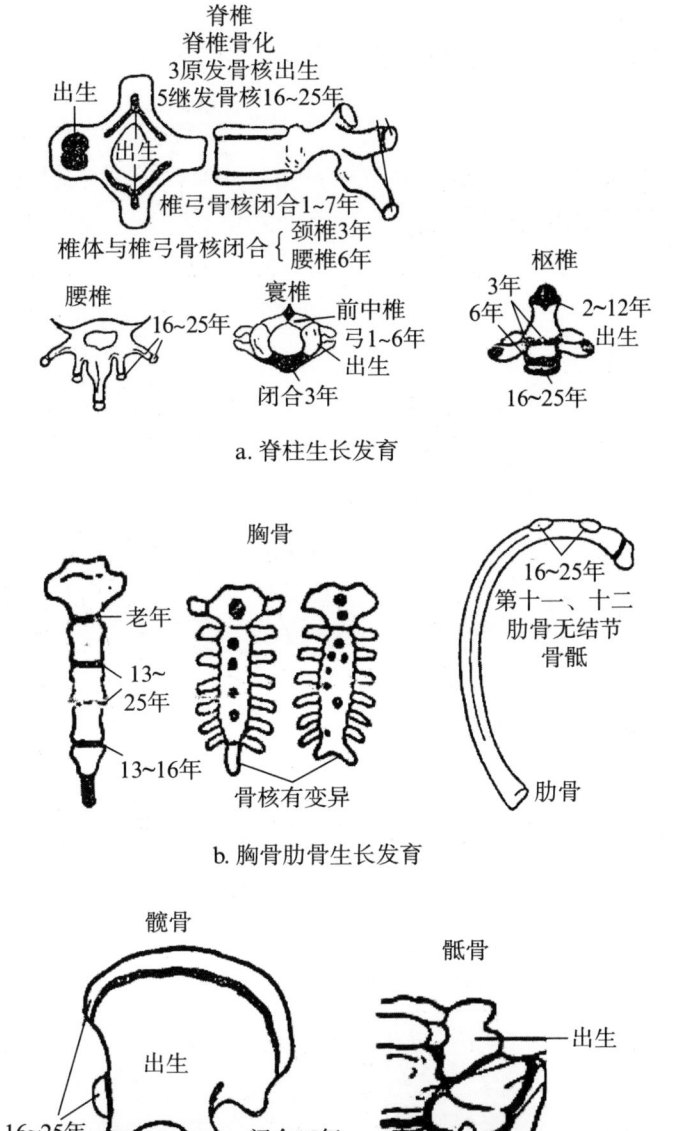

a. 脊柱生长发育

b. 胸骨肋骨生长发育

c. 髋骨、骶骨生长发育

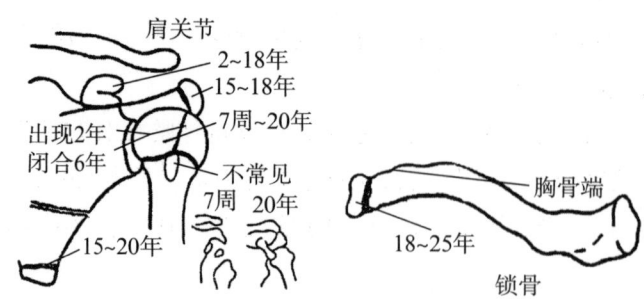

d. 肩关节、锁骨生长发育

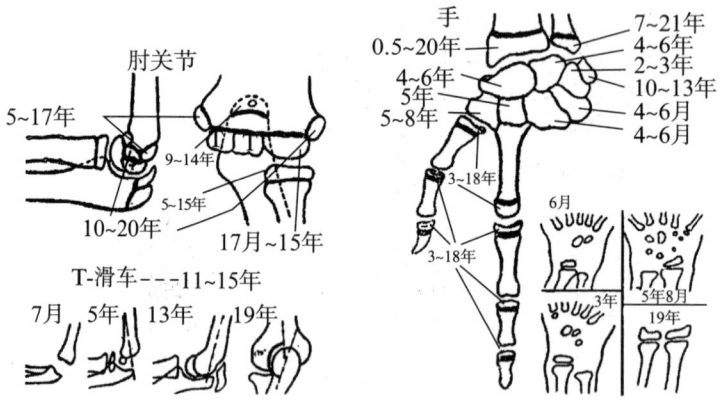

e. 肘关节、腕关节及手生长发育

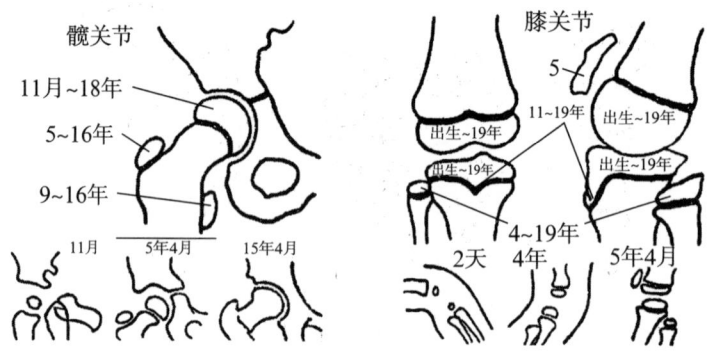

f. 髋、膝关节生长发育

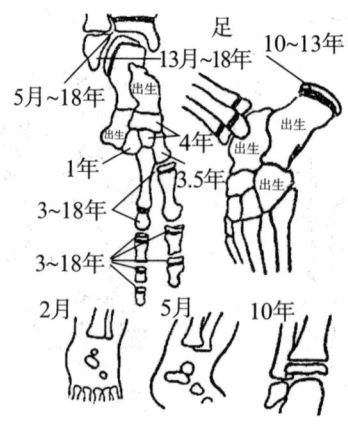

g. 足生长发育

图 13-2　X 线检查重要骨的生长发育 (a—g)

（引自：夏玲娣. 骨关节疾病影像诊断图谱. 上海：第二军医大学出版社, 2014）

① 一般出现早的骨化中心愈合较晚,而出现晚的愈合较早。骨化中心出现时间的正常范围2年左右,即发育较快的6岁儿童可同发育较慢的8岁儿童相近似。女性发育比男性早1~3年。髋、膝部骨化中心大都在出生后1年内出现。可用来判断1周岁幼儿的发育情况。

② 少年儿童时期观察腕部,腕骨在7岁以前平均每年出现1枚,年龄(±2)为正常范围。简单的记忆方法是:三三四月一头狗,七小十豆五大舟。即3岁可看三角骨,4岁可看到月状骨,1岁看到头骨和钩骨,7岁可看到小多角骨,10岁看到豆状骨,5岁可以看到大多角骨和舟状骨。如5岁的儿童应看到4~6块腕骨,但如超过7块或少于3块就有临床意义了。

③ 7岁以后观察肘部,肘部骨龄可简便记忆:肱骨小头1岁多,桡骨小头5岁过,鹰嘴滑车11岁,12岁出外上髁。

④ 青春期(13~15岁),髂骨骨化中心开始出现,手指骨骺开始愈合,肘部骨化中心全部出现。

⑤ 20岁时,晚出现的骨化中心,如骨盆诸骨和锁骨的胸骨端应全部出现,而肩、肘和髋部等骨化中心均应愈合。因生活质量提高,很多青年人超过20岁,甚至到25岁以后骨骺线才完全闭合。

总的来说,少年儿童观察手(腕),7岁以后加拍肘,青春期时看髂骨,20岁后都化骨(晚出现的骨化中心全部出现,腕、肩、肘、髋骺线闭合)。

参 考 文 献

[1] 荣独山.X线诊断学.第1版.上海:上海科学技术出版社,1977.
[2] 荣独山.X线诊断学.第2版.上海:上海科学技术出版社,1986.
[3] 夏玲娣,郝强,王飞.骨关节疾病影像诊断图谱.上海:第二军医大学出版社,2014.